Experiencing CBT from the Inside Out

A Self-Practice/Self-Reflection Workbook for Therapists

认知行为治疗师的个人成长

——自我实践与自我反思工作手册

［英］James Bennett-Levy，　［英］Richard Thwaites
　　　　　　　　　　　　　　　　　　　　　　　　／著
［新西兰］Beverly Haarhoff，　［澳］Helen Perry

刘　竞／主译

中国轻工业出版社

图书在版编目（CIP）数据

认知行为治疗师的个人成长：自我实践与自我反思工作手册／
（英）詹姆斯·本尼特-利维（James Bennett-Levy）等著；刘竞
主译. —北京：中国轻工业出版社，2020.6（2023.8重印）

ISBN 978-7-5184-2475-7

Ⅰ. ①认…　Ⅱ. ①詹…　②刘…　Ⅲ. ①认知−行为疗法
Ⅳ. ①R749.055

中国版本图书馆CIP数据核字（2019）第300400号

责任编辑：孙蔚雯　　　　文字编辑：王雅琦
策划编辑：唐　淼　　　　责任终审：杜文勇
责任校对：刘志颖　　　　责任监印：吴维斌

出版发行：中国轻工业出版社（北京东长安街6号，邮编：100740）
印　　刷：三河市鑫金马印装有限公司
经　　销：各地新华书店
版　　次：2023年8月第1版第2次印刷
开　　本：850×1092　　1/16　　印张：20
字　　数：126千字
书　　号：ISBN 978-7-5184-2475-7　　定价：78.00元
读者热线：010-65181109，65262933
发行电话：010-85119832　　传真：010-85113293
网　　址：http://www.chlip.com.cn　　http://www.wqedu.com
电子信箱：1012305542@qq.com
如发现图书残缺请拨打读者热线联系调换
191127Y2X101ZYW

译 者 序

与《认知行为治疗师的个人成长——自我实践与自我反思工作手册》这本书的结缘始于两年前。

那时，我从事心理治疗这个极具挑战的助人职业已有十余年。日复一日、经年累月地与具有各种问题的患者一起工作，关注他人的需要和成长，这能带给治疗师超越其他职业的满足感和价值感，同时也最能产生对职业的倦怠。一些治疗师会因为从事这项工作，利用专业优势而自我滋养、茁壮成长；另一些则可能会变得枯竭无力、甚至最终退出这个行业。

治疗师作为助人者，其前提是自身的心理健康和人格健全，其次才是在心理治疗中科学性与艺术性的融合。无论哪种理论流派，最重要的都是治疗师与来访者之间的相互影响、相互作用，而治疗师带到治疗中最有意义的资源，是他自己。如果期望在职业生涯中保持持久旺盛的生命力，治疗师的自我觉察和自我反思是非常重要的一部分。无论你是否喜欢，当决定成为一名职业的心理治疗师时，就已经把自己投入到了自我成长的长河中。人本主义心理治疗的创始人罗杰斯总结职业生涯时说道："是否能创造一种促进他人独立成长的关系，取决于我自己个人成长的程度，如果想要促进与我相关的他人的成长，我自己必须不断成长。"

精神动力取向的治疗师会去接受长久的自我体验来清理内心深处积存的"垃圾"，修复早年的创伤，不断完善人格。而作为一名认知行为治疗取向的治疗师，多年来我一直困惑于我们要如何实现自我成长。目前，国内对心理治疗的服务需求日趋旺盛，作为循证证据最为充分的治疗方法，认知行为治疗越来越被患者接受和青睐。如果治疗师总是用那些认知行为治疗的技术来治疗患者，修正他们的负性自动思维、功能失调性假设、核心信念，改变他们适应不良性的行为模式，而没有对自我保持觉察，亲身实践这些技术，识别自己的认知模式和行为模式，那提供给来访者的治疗可能是肤浅无力的，这如何能让来访者信服？

如古语所云，"正人者先正身，助人者先自助"。带着这个困惑，在和中国香港九龙医院精神科吴文建教授的某次交流过程中，他向我推荐了《认知行为治疗师的个人成长》这本书，它的题目瞬间吸引了我，这不正是这些年我想要解决的问题吗？

当时我正在澳大利亚访学，而本书作者 James Bennett-Levy 教授是悉尼大学乡村健康中心心理健康专业的教授，我们相距约一百公里。于是我冒昧地给他发邮件联系，没想到他很热情地接待了我。我进一步了解到 James 教授早年供职于牛津认知治疗中心，在认知行为治疗方面有非常丰厚的造诣。他不仅亲身实践，开创了自我体验式的认知行为治疗，并将自我实践融入到认知行为治疗的培训和督导中，指导了数百名治疗师使用该方法。所有的指导练习、工作表都经过反复验证，旨在帮助治疗师获得更好的自我体验。

本书的灵魂所在，是认知行为治疗的自我实践 / 自我反思（SP/SR）。经过近二十年的发展，它日臻完美，具有相对完整的体系，能够帮助治疗师找出自己的问题所在，并从认知和行为层面进行改变。本书共包括两个部分。第一部分为识别和理解旧（无益的）存在方式，包括6个模块：识别挑战性问题；解析问题，为改变做准备；运用行为激活改变行为模式；识别无益的思维和行为；运用认知技术修正无益思维和行为；回顾治疗进展。第二部分为创造和强化新存在方式，也包括6个模块：识别无益假设并重构新的替代性假设；运用行为实验检验与新替代性假设对应的无益假设；构建新存在方式；实践新存在方式；运用行为实验检验和强化新的存在方式；维持和巩固新存在方式。

正如本书作者所言，学习认知行为治疗最好的方法是将它融入自己的生活。无论对于认知行为治疗的初学者，还是经验丰富的治疗师，本书都同样有价值。通过由内而外地体验并坚持不懈地反复实践认知行为治疗,不仅能增强治疗师的自我反思、自我成长,还能深入理解来访者在治疗过程中可能会遇到的困难或阻碍,洞悉具体的治疗技术是如何在来访者身上产生影响,并进一步强化治疗联盟,提高治疗效能。

本书的翻译工作中,我翻译了前言到第4章部分,首都医科大学附属北京安定医院认知行为治疗团队的刘一璠(模块1、2)、闫丽琼(模块3、4)、宋红燕(模块5、6)、王鹏翀(模块7、8、12)、刘海滢(模块9、10、11)分别完成了相应章节的初稿工作,之后我又数轮修改、审校了全书。由于能力和水平有限,译作中难免有错误和不当之处,敬请各位专家和读者批评指正。我的邮箱是:drliujing551@163.com。

最后,衷心感谢 James Bennett-Levy 教授的信任与大力支持,感谢王鹏翀、闫丽琼、宋红燕、刘海滢、刘一璠在本书翻译过程中的辛苦付出,感谢首都医科大学附属北京安定医院副院长李占江教授、中国香港九龙医院精神科顾问医师、中国香港精神科医学院副院长吴文建教授给予的大力支持,感谢轻工业出版社"万千心理"的唐淼编辑、王雅琦编辑为本书出版做出的辛苦努力!

人生最美好的事,就是在自己热爱的工作上有所作为。对治疗师而言,成长是一个漫长的过程。我相信,借助《认知行为治疗师的个人成长》这本书,会帮助你开启治疗师的自我探索之旅,遇见那个未知的、更好的自己……

刘竞

2019 年秋于北京

中文版序

我很高兴为《认知行为治疗师的个人成长——自我实践与自我反思工作手册》（*Experiencing CBT from the Inside Out: A Self-Practice/Self-Reflection Workbook for Therapist*）中文版撰写序言。

2014年，我曾访问中国香港，当时被邀请在中国香港的认知行为治疗大会上举办工作坊。2015年，我在中国香港和长沙分别举办了认知行为治疗的工作坊，看到中国同道对认知行为治疗的学习热情，尤其他们十分积极地在做认知行为治疗的自我实践培训，我很是吃惊。

目前，我们已经对自我实践／自我反思（SP/SR）的方法进行了二十年的研究，证明无论对于认知行为治疗初学者还是富有经验的治疗师，它都是有效的方法。通过由内而外地体验和学习，治疗师可以更好地理解来访者在困境中试图改变的挣扎，同时也能更好地理解不同的治疗策略如何对来访者产生影响。因为当治疗师们通过自我实践学习到这一点时，他们会调整对来访者的治疗，通常会更以来访者为中心，更能紧密贴合来访者的需求，从而获得更好的疗效。

认知行为治疗的自我实践是学习的重要组成部分，同样重要的还有自我反思。如何确定和评估自我反思，这一直是个难题，我们也迫切地需要高质量的自我反思研究。我很欣慰，中国香港中文大学在这方面走在了前面，最近我与 Ho-wai 博士合作，发表了第一个在自我实践／自我反思培训后评估自我反思的量表 (Ho-wai So, Bennett-Levy, Perry, Wood, & Wong, 2018)。

我预计，未来几年中国将成为培养认知行为治疗从业者和研究人员的大国。我希望本书中文版的出版有助于在中国培养优秀的治疗师、教师和研究者。

最后，我想感谢刘竞博士，她富有远见地看到了这本书对培养中国认知行为治疗师的价值。同时，感谢万千心理的大力支持，让刘博士的梦想成为现实。

James Bennett-Levy 教授

2019 年 9 月

于澳大利亚 悉尼大学

参考文献

Ho-wai So, S., Bennett-Levy, J., Perry, H., Wood, D.H. & Wong, C. W. (2018). The Self-Reflective Writing Scale (SRWS): A new measure to assess self-reflection following self-experiential cognitive behaviour therapy training. Reflective Practice, 19, 505-521.

序

欢迎阅读《**认知行为治疗师的个人成长**》。经过 15 年的不懈努力，自我实践 / 自我反思 (SP/SR) 日臻成熟，对出版第一本公开的 SP/SR 工作手册，我们很有信心。这将使有抱负且有经验的认知行为治疗专家不仅掌握认知行为治疗，还能身体力行地实践它。研究表明，SP/SR 加深了治疗师对认知行为治疗的理解，还能磨砺他们的治疗技能，包括诸如反思和增强治疗关系等元胜任能力。

在这本书里，我们抓住机会，不仅描述了目前大众对认知行为治疗的理解，还加以进一步拓展。在编写工作手册的过程中，我们开发了磁盘模型并将其作为一种整合的模式，来确定和对比**新旧存在方式**。在撰写本书时，我们仔细考虑了 SP/SR 工作手册是否适合纳入新的认知行为治疗方法。但是，作为磁盘模型的**存在方式**一直在不断发展，最终我们没有按捺住这一系列呼之欲出的理念。

我们邀请你作为 SP/SR 参与者，在使用该工作手册时尝试这个新模型，以探索它的意义——不仅是为了提高对认知行为治疗的理解和治疗技能，更是为了你自己。如果在此过程中，你找到了拓展该模型的新方法，请告诉我们，我们会洗耳恭听。

最重要的是，我们希望你会享受用从个人成长的视角去体验认知行为治疗，这个工作手册会激励你，并且使你感受到认知行为治疗的丰富性和多样性。认知行为治疗的一个伟大之处，在于它在相对短暂的生命周期中不断发展。我们希望存在方式的磁盘模型，以及 SP/SR 的实践，代表了它发展的另一小步。

前　言

学习认知行为治疗最好的方法之一，是将它融入自己的生活。只有经过日复一日的反复实践，你才能真正领悟认知行为治疗的魅力，领悟到它对情绪、认知和行为的影响，以及来访者在使用该方法时可能会遇到的阻碍。为此，我是自己认知行为治疗的第一个来访者，同时我经常将自我实践融入我的认知行为治疗培训和工作坊中。

那么，我从认知行为治疗的自我实践和自我反思中学到了什么呢？除了更好的自我状态和自我认识之外，我也意识到，对来访者来说，咨询师的亲身实践会让认知行为治疗更有信服力。当我对来访者说："当一开始使用这个方法时，我也感觉很困难，但是几周之后，我感觉它真的帮到了我。"他们通常很吃惊或者被触动。当你身体力行、言行合一时，你的可信度、治疗联盟和来访者的依从性都会大大提高。亲身实践认知行为治疗的经历是一个非常有力的证明。

我个人遵从一个原则，就是永远不要给来访者布置一个自己从未做过或者打算在下周才做的家庭作业。有时我会对来访者说："咱们一起来完成这个作业，下次治疗时对比一下各自的完成情况。"和来访者保持步调一致，这是你对承诺与来访者在治疗中共同合作的有力证明，同时它也可以作为一个现实检验，这样你就不会失去对完成各种学习任务的洞察。当你告诉来访者"我也花时间做过这个练习"时，它强调了治疗实验和学习实践的重要性。

即使是一项基本练习，诸如识别自动思维，当花时间潜心觉察它的时候，我们的自动思维也会变得更加丰富。当感到压力时，我会花点时间去觉察我的自动思维，第一层自动思维可能类似于"我有很多事情要做。我今天必须完成这项工作，但是几乎没有时间去做"。在识别了这些最浅层的自动思维之后，我仍然感受到了压力。如果继续花时间去关注我的思维，另一层想法可能就会浮现出来："其他人都在依靠我，我得做好工作"。再花点时间去反思，更深层的含义就会清晰浮现："对我来说，尽自己最大努力做到最好是非常重要的。我很重视这项工作，并希望做出成就，这对我来说是一个改变的机会。"当花时间去识别与深层意义和价值观相关的自动思维时，我感受到的压力可能会转化为一种充满活力的使命感。因此，如果你想学习如何最有效地使用认知行为治疗，重要的是要学会用一种更深层的觉察来实践它，而不仅仅停留在肤浅的想法、情绪和行为上。

20世纪70年代，我刚开始学习认知行为治疗，并将其应用于自身和来访者身上。和那时相比，我现在更理解自我实践的概念了。2001年，我非常荣幸受邀作为 James Bennett-Levy 博士论文答辩的评委，这是第一篇研究自我实践 / 自我反思 (SP/SR) 对学习认知行为治疗效果的论文。Bennett-Levy 将自我反思的理念融入自我实践中，这是对从"实践中学习"理念的重要补充。我们后来一起合作的研究（Bennett-Levy and Padesky，2014）及本书作者的 SP/SR 研究，证实了实践和反思并行的力量。当你读完本书，将会真正理解"由内而外（experiencing from inside out）"地体验的理念。

本书的作者们不仅亲身实践，还指导了数百名治疗师使用这些方法。所有的练习、工作表和具体的指导都经过实践验证，旨在帮助你在使用认知行为治疗进行自我实践时可以获得最好的体验。本书中的自我反思练习可以帮助你最大限度地提高每一步的学习效果。我很高兴看到这本书能侧重识别优势和资源，建立新的假设和行为，使用意象和行为实验。所有这些方法都基于优势的认知行为治疗的核心 (Padesky and Mooney，2012)。我们开创并推广了这一方法，教授给数千名来自世界各地的治疗师。作者们创造性地调整了这些理念，并开发了适合治疗师发展的练习。

本书是帮助你全面而深刻地理解认知行为治疗实践的理想指导读物。它为自我探索和学习提供了路径，让你来自主选择走哪条路，你的选择将会决定你的收获。我建议你细细品味本书，而不是走马观花地阅读，在每一章停留的时间越长，你就越有机会发现惊喜。在途中，你的努力很可能会帮助你更好地领悟新存在方式，帮助你成为一个更好的治疗师、一个更快乐的人。

　　作者们邀请你怀着开放的好奇心参与自我实践／自我反思。我相信，当你这样做时，你会对认知行为治疗带来的各种可能性感到由衷的欣赏和激动。

Christine A. Padesky 博士

认知治疗中心

美国加利福尼亚州亨廷顿海滩

参考文献

Bennett-Levy, J., & Padesky, C. A. (2014). Use it or lose it: Post-workshop reflection enhances learning and utilization of CBT skills. *Cognitive and Behavioral Practice, 21*, 12–19.

Padesky, C. A., & Mooney, K. A. (2012). Strengths-based cognitive-behavioral therapy: A four-step model to build resilience. *Clinical Psychology and Psychotherapy, 19*, 283–290.

致　谢

由衷地感谢在过去15年中以各种方式支持 SP/SR 发展的共同作者和同道们。他们是 Mark Freeston、Nicole Lee、Anna Chaddock、Melanie Davis、Sonja Pohlmann、Elizabeth Hamernik、Katrina Travers、Rick Turner、Michelle Smith、Bethany Paterson、Taryn Beaty、Sarah Farmer、Melanie Fennell、Ann Hackmann、James Hawkins、Bev Taylor、Paul Farrand、Marie Chellingsworth、Craig Chigwedere、Anton-Rupert Laireiter、Ulrike Willutski、Alec Grant、Clare Rees、Kathryn Schneider、PaïviNiemi、Juhani Tiuraniemi、Nicyc Fraser、Jan Wilson、Samantha Spafford、Derek Milne、Paul Cromarty 和 Peter Armstrong。

我们还想感谢 Angie Cucchi，以及在坎布里亚和奥克兰参与 SP/SR 的同道们，他们为新一版 SP/SR 工作手册的初稿提供了宝贵意见。另外要特别感谢 Judy、Sarah、Errol 和 David 等同道，他们责无旁贷地牺牲自己的业余时间，才得以付梓成书。我们非常感谢 Christine A. Padesky 对当代认知行为治疗的巨大贡献，他欣然同意为本书做序。最后，感谢吉尔福德出版社诸位工作人员的出色服务和大力支持，尤其要感谢高级编辑 Jeannie Tang、文字编辑 Philip Holthaus、主编 Judith Grauman 在本书出版过程中给予的积极关注和热忱指导，感谢在我们第一次的旧金山会议中，资深编辑 Kitty Moore 对该项目给予的极大支持和鼓励。

感谢 Ann、Melanie、Gillian、Martina

他们精湛的临床技术和与我深厚的友谊

是我在牛津认知治疗中心的岁月里最富有的时光。

——JB-L

感谢 Sarah 的鼓励和理解，

向所有始终支持 SP/SR 项目，

共同学习成长的同道们致敬。

——RT

感谢我最好的朋友和同道 Errol，

以及梅西大学认知行为治疗的硕士研究生们，

我从他们身上获益良多。

——BH

感谢我的父母，他们一直以我为傲

感谢 Dave，尤其是在这段经历中，

给予我的支持和自由的空间

——HP

目　录

第 1 章

导　论

为了充分理解治疗的过程，亲身体验认知行为治疗是必不可少的。

—Christine A. Padesky[1]

在过去的 15 年里，研究结果显示出自我实践 / 自我反思（Self-Practice/Self-Reflection, SP/SR）对认知行为治疗（cognitive-behavioral therapy，CBT）从业者的积极影响，无论是对初学者还是经验丰富的治疗师而言，它都有助于提高其治疗技能。我们希望你能享受 SP/SR 这个方法，对 CBT 的理解、技能、自信心和反思能力都将能从这段体验中获益。无论是专业素养，还是个人成长，SP/SR 都非常有价值，你的体验会直接造福于你的来访者。本书开头引用的仅是一小部分参与者的热烈反响，但完全能够体现出我们所推动的这个项目的特征。

在这一章中，我们简要介绍了 SP/SR，讨论了 SP/SR 项目的基本原理，介绍了研究成果，并提供了阅读本书的初步指南。本书第 2 章至第 4 章将进一步详细介绍，以帮助参与者和带领者更好地理解 SP/SR。

什么是 SP/SR？

SP/SR 是一种体验式的训练策略，为治疗师提供了一种将认知行为治疗应用于自身 (SP) 的结构化体验，并对这种体验进行自我反思 (SR)。在 SP/SR 项目中，你可以选择关注专业问题或是个人问题，并使用认知行为治疗策略来识别、解析、解决问题。在亲身实践认知行为治疗之后，你可以反思自己对于某些技术的体验，如果将这些反思记录下来，而不是简单的"想想"，会显得尤为有价值，因此书面反思是 SP/SR 的核心。反思发生在不同层面，例如，SP/SR 的参与者可能会首先反思对认知行为治疗技术（例如行为实验）的个人体验，并确定哪些成分是有益或者无益的，然后会思考这些体验对我们理解 CBT 理论有何启发，同时思考其对未来临床实践的启发。

如果这是一个 SP/SR 小组项目，参与者可以与其他成员分享自己的反思，大家会看到针对某个具体技术，哪些体验是相似的，哪些体验有所不同。在 SP/SR 训练中，正是自我体验的元素，使它不同于其他更"常规"的 CBT 培训[2]，SP/SR 项目通常会引导参与者报告对认知行为治疗"更深层的认知"，"由内而外地"体验认知行为治疗[3]。

SP/SR 的基本理论和研究成果

在早期（20世纪70年代中期到20世纪80年代末），认知行为治疗被描绘为一种聚焦于技术的治疗流派，很少或根本不重视"治疗师个人"。然而在20世纪90年代，学者越来越认识到实践认知行为治疗对自身的价值[1,4-7]。这可能有两方面的原因：首先，Judith S. Beck 和 Christine A. Padesky 等学者提出，CBT 的自我实践会促进 CBT 技能的获得和提高[1,5]，其次，在1990年，《人格障碍的认知治疗》（*Cognitive Therapy for Personality Disoders*）和《认知治疗的人际过程》（*Interpersonal Processes in Cognitive Therapy*）这两本影响深远的著作的出版，使从业者们越来越认识到，与其他治疗理论流派一样，在认知行为治疗中，治疗师的自我觉察和自我认识非常重要[7]，尤其是在治疗复杂来访者时，治疗关系经常出现问题。作者的忠告以及我们自己实践认知行为治疗的个人体验[9]，促使我们编制了最初的 SP/SR 工作手册。

从那以后，其他学者也开始强调认知行为治疗自我实践和自我反思的价值[10-12]，同时也出现了大量的 SP/SR 实证研究[2,3,13-33]。在不同国家的研究中得到的一致发现是，SP/SR 增强了治疗师对认知行为治疗及其技能的理解和信心，增强了治疗师认为认知行为治疗是有效治疗手段的信念 [16,17]。这项研究表明，无论对于初学者，还是有经验的治疗师，SP/SR 都很有价值 [13,15]。参与者报告说，SP/SR 通过让他们"由内而外地体验认知行为治疗"，对治疗有了"更深入的了解" [3,13]，这种影响体现在他们的概念化技能（例如，认知行为治疗概念化）[18]、技术能力（例如，有效运用认知行为治疗技术的能力）[13] 和人际关系技能（例如，对来访者的同理心）[16,26,34,35]。参与者还报告说，SP/SR 也提高了他们的反思能力，这是一个重要发现，因为自我反思是一种重要的元认知能力，在治疗师的职业生涯中"提供终生学习的动力" [14,34]。

也许最重要的发现是，在每个 SP/SR 研究中，参与者一致报告 SP/SR 会影响他们对来访者的态度，提高了他们的人际交往技巧，改善了治疗关系 [22]。通过由内而外地体验认知行为治疗，他们获得了对很多方面的第一手认识：改变为什么是困难的；诸如回避、负性认知偏差、反刍思维和安全行为等潜在模式在维持无益存在方式中的重要作用；某些认知行为治疗技术在寻求改变（例如暴露治疗、行为实验）中诱发的焦虑；治疗关系在促进改变中的价值。传统意义上的认知行为治疗培训，重视教授案例概念化和具体的治疗技术，但可能在人际关系领域相对较弱 [36]。经验丰富的认知行为治疗师报告，他们发现学习和提升人际关系技能最好的方法，是通过对治疗技术的自我体验和自我反思 [37]。SP/SR 似乎提供了一个安全有效的途径来提高认知行为治疗中人际交往的技能——"寻找在个人治疗 * 和没有体验的工作之间有用的中间道路，这是机构、从业者和学生都能接受的" [13]。

我们认为，在治疗师的培训和发展中，SP/SR 有很大潜力，能发挥独特作用。SP/SR 被视为一种整合的培训策略，将对认知行为治疗理论的理解与操作技能结合；将人际关系这一要素融合在认知行为治疗的理论

---

* 指咨询师作为来访者进行的个人治疗，常称为个人体验。——译者注

层面和技术层面；并增强了"治疗师自我"和"个人自我"之间的沟通[16]。SP/SR 的自我体验促进了联结，自我反思则提供了黏合。

由内而外地体验认知行为治疗的初始方向

现在"认知行为治疗"家族有一个庞大的分支[38]（例如，认知治疗、理性情绪行为治疗、图式治疗、接纳与承诺治疗、低强度认知行为治疗、元认知治疗、基于正念的认知治疗等）。本书中的认知行为治疗聚焦于 Aaron T. Beck 的认知治疗，同时在此基础上扩展了案例概念化。在本书中，我们没有包括其他受认知行为治疗影响的治疗流派，如基于正念的认知治疗、接纳与承诺治疗、图式治疗和元认知治疗，因为其中一些在吉尔福特出版社（Guilford Press）"心理治疗师的自我实践 / 自我反思（*Self-Practice / Self-Reflection Guides for Psychotherapists*）"系列丛书中已有独立的工作手册。

本书主要包括两大部分：介绍性章节（第1章—第4章）和 SP/SR 模块（模块1—模块12）。我们建议所有参与者阅读第1章—第3章（第2章介绍了工作手册的基本概念）。读者会发现，在本书中，他们也会体验到传统的认知行为治疗方法。我们的治疗方法也受到认知科学、临床创新和神经科学新发现的影响，这些认识还没有完全被主流所接受。第2章讨论了一些你将要体验的更具创新性的策略的基本原理，包括存在方式模型，它是本工作手册的灵魂。

重要的是，所有 SP/SR 参与者都需阅读第3章"SP/SR 参与者指南"。本章提供了使用工作手册和解决问题的指导原则，比如是选择职业问题还是个人问题；什么时候实践 SP/SR；个体 SP/SR 或者在小组中实践 SP/SR 的利弊；如何提高反思能力；还有要花多少时间在 SP/SR 上。本章引导你如何做好实施 SP/SR 的准备，以及有关模块1—模块12的操作方法，这些模块在内容和理论结构上相互衔接。前6个模块（第一部分）主要关注"识别和理解**旧（无益的）存在方式**"。第二部分的6个模块在第一部分的基础上"创建和强化**新存在方式**"。"我们希望能告诉你有捷径，但事实上，要想从工作手册中有最大获益，最好是进行系统的实践，给每个模块充足的时间——第一部分每个模块平均2小时，第二部分每个模块要超过3小时。

第4章"SP/SR带领者指南"是为计划推进SP/SR项目的认知行为治疗师而编写的。你可能正在带领同辈小组，或者一个聚焦于职业发展的培训小组；或者可能正计划将**由内而外地体验认知行为治疗**整合到现有的认知行为治疗培训项目中。第4章讨论了运行有效的SP/SR培训项目的关键问题，对于那些正在实践SP/SR并**由内而外地体验认知行为治疗**的参与者来说，这是绝佳的可选读物。

本书并非传统的认知行为治疗教材。在这些模块中，我们提供了一些材料和例子，但没有详细介绍你将亲身实践的认知行为治疗技术。我们假设你已经熟悉这些技术了，或者有足够的知识储备来使用模块注释和参考文献唤醒你的记忆，并指导具体实施。每个模块都提供了模块注释，可在本书末尾的参考文献前找到。在这里，你会看到其他书籍或章节的参考资料，它们提供了模块中所提及的具体技术的更多细节。在工作手册中，我们还"创造"了3个不同资历的治疗师——雪莉、佳耶、戴维，他们有不同类型的职业或个人问题，并会把这些问题带到SP/SR中。我们提供了雪莉、佳耶和戴维的SP/SR的例子，以指导你使用具体技术。

我们希望你喜欢这本工作手册，为自己创造新存在方式，对专业和个人生活产生积极的影响，从而大大提高对来访者的治疗效能。

第2章

基本概念

本章的目的是阐明概念框架和影响因素，这些影响因素决定了本书的内容，并强调如何将当前认知行为治疗的发展融入该工作手册的内容中。作为 SP/SR 的参与者，如果只是为了从这个项目中获益，这一章就不太重要。不过，如果你想了解工作手册中一些创新策略的基本原理，那应该会对本章很有兴趣。

自 1998 年以来，我们已经编制了不同版本的 SP/SR 工作手册。因为认知行为治疗在最近几年发生了很大的变化，我们决定重新开始编制这一工作手册。在设计本书的过程中，我们努力在公认的基于循证的贝克策略（如个案概念化、思维记录、行为实验和苏格拉底式提问）和认可下述方面的现代取向之间建立一个平衡。

- 在思维内容之外，思维过程的重要性。
- 跨诊断策略日趋显著的影响。
- 基于优势的干预策略的价值。
- 文化在塑造个体对自己和对世界的体验时所发挥的影响。
- 体验式策略在创造改变中的核心作用。
- 人们越来越认识到躯体和情绪的紧密联系。
- 研究发现，躯体取向的干预会对情绪、思维和行为产生直接影响。

其中一些理念提供了由内而外地体验认知行为治疗的理论框架，源自认知科学的两个关键模型：John D.Teasdale 和 Philip J. Barnard 的认知子系统交互模型（Interacting Cognitive Subsystems model）[39-44] 和 Chris

Brewin 的提取竞争模型（Retrieval Competition model）[45]，我们将在本章的后半部分进行讨论。我们也认同 Christine A. Padesky、Kathleen A. Mooney、Kees Korrelboom 及其同事的影响，他们开发出了创新的认知行为治疗干预策略，这些策略与 Teasdale、Barnard 和 Brewin 的理论高度融合。这4组作者引导我们在学习中引入一个新概念，即**存在方式（the Ways of Being，WoB）模型**。对认知行为治疗师来说，**WoB 模型**可能有点陌生，尽管其中的元素可见于其他途径（特别是 Padesky 和 Mooney[46-48]，Korrelboom[49-53]，Hackmann，Bennett-Levy，Holmes[54]）。

　　本章分为三个部分。第一部分介绍了传统的和当代的认知行为治疗的概念，这些概念界定了由内而外地体验认知行为治疗的发展及其包含的基本原理。第二部分将讨论存在方式模型的发展和临床影响。最后一部分描述了 WoB 模型的基本原理及其主要特征。

由内而外地体验认知行为治疗的主要概念

概念化在认知行为治疗中的关键作用

　　从一开始，**由内而外地体验认知行为治疗**的所有元素（包括 WoB 模型）的基石，就一直是 CBT 的核心原则：概念化的关键作用[10,11,55-57]。贝克流派的 CBT 理论一直以理论系统（theoretically coherent）著称，但"从方法学上是宽容的（methodologically permissive）"[58]。这种开放的理念使得认知行为治疗蓬勃发展，并催生了一系列的分支（例如，图式治疗、接纳与承诺治疗、元认知治疗、基于正念的认知治疗）。我们的宗旨是继续传承这种理念，将个案概念化作为该工作手册的"基石"，同时对新旧理念给予"方法学上的宽容"。

不仅关注思维内容，也关注思维和行为的过程及潜在模式

早期的认知行为治疗主要聚焦于改变思维内容，修正思维和行为的"功能失调"。尽管与思维内容相比，思维过程扮演了次要角色，但是认知行为治疗却始终强调潜在的行为模式（例如回避）和无益的思维模式（例如灾难化）在问题维持上的重要作用[57,59]。

自世纪之交以来，学者们越来越重视驱动思维和维持行为的过程，推动了认知行为治疗的新浪潮（例如，基于正念的认知治疗、元认知治疗、接纳与承诺治疗），这些治疗流派更关注来访者与思维、情绪、躯体和行为的**关系**，而不是具体的思维**内容**。这种对潜在思维和行为模式的重视在 Alison G. Harvey、Edward Watkins、Warren Mansell 和 Roz Shafran (2004) 所著的《跨心理障碍的认知行为过程》（*Cognitive Behavioural Processes across Psychological Disorders*）[60]中有详细描述，具有里程碑意义。这些作者认识到诸如自我关注、回避痛苦回忆、错误的推理过程（如全或无思维）、思维抑制、思维反刍、安全行为、行为回避及其他潜在模式在不同心理障碍中都十分常见。

由内而外地体验认知行为治疗不仅强调思维内容，同时也关注思维过程（见模块4和模块5），并试图引导参与者觉察他们的潜在思维和行为模式。

跨诊断的理念

认知行为治疗的发展一直与精神疾病诊断密切相关，贝克和他的同事们制定了焦虑和抑郁治疗手册[57,59]，在随后的几年中，发展出了一系列精神障碍的治疗方案，如 Keith Hawton、David Clark、Paul Salkovskis 和 Joan Kirk(1989) 编著的《精神障碍的认知行为治疗》（*Cognitive Behaviour Therapy for Psychiatric Problems*）[61]，Salkovksis(1996) 所著《认知治疗前沿》（*Frontiers of Cognitive Therapy*）[62]。近年来我们注意到认知行为治疗在向跨诊断的研究与治疗方向发展，如 Harvey 等学者所著[60]《研究与治疗的

跨诊断途径》（*A Transdiagnostic Approach to Research and Treatment*）。最近，David H. Barlow 及其同事们已经发展出跨诊断的治疗方案，且效果令人满意[66,67]。

SP/SR 工作手册一直是为培训而设计的，而非心理治疗，因此从一开始就侧重于跨诊断，聚焦于认知行为治疗技术的自我实践。由内而外地体验认知行为治疗保留了原有工作手册的跨诊断特色，我们注意到，SP/SR 对跨诊断的强调和认知行为治疗的发展方向也越来越一致了。

基于优势的方法

传统的认知行为治疗着重于识别和阐明问题，特别是通过识别无益的想法和行为，然后努力修正思维，发展出更多的适应性行为，从而成功地解决问题。这种策略的有效性已被反复印证。

然而，近年来，学者开始越来越关注如何将来访者的优势、资源融入认知行为治疗，在这方面 Christine Padesky 及其同道们堪称典范[11,46,48]。正如 Kuyken、Padesky 和 Dudley 所写道："基于来访者优势的概念化……有很多优点。它从一个系统的视角来理解来访者整个人，而不仅是问题取向。优势和资源取向将潜在疗效从减轻痛苦、恢复正常功能，拓展到改善生活质量和提高心理弹性等方面（p.8）[11]。积极心理学的循证研究[68-72]和最近的研究显示，实际上基于优势的认知行为治疗比问题取向的治疗模型更有优势[73,74]。这表明，在认知行为治疗中重视优势是有道理的。

因此，在**由内而外地体验认知行为治疗**中，优势被明确纳入认知行为治疗的概念化中，并用于促进和支持新存在方式。

文化适应性治疗

认知行为治疗发展于西方文化背景，一直到最近，都鲜有人关注认知行为治疗的文化相关性，以及文化背景对认知行为治疗疗效的影响。此外，尽管文化习俗和传统对个体的思维方式和生活方式有明显的影响，但认知行为治疗的个案概念化通常不包括文化因素。最近，临床学家寻求发展认知行为治疗的文化适应[75-78]，并开始在不同的文化群体中进行认知行为治疗研究[79-81]，包括跨诊断的方法。

Pamela Hays 是将文化视角引入认知行为治疗的先行者[75,83,84]，并对文化提供了广义的定义，总结为缩写词 ADDRESSING[75]。这些文化影响包括：

A（Age and generational influences）：年龄和代际影响

D（Developmental and other physical, cognitive, sensory, and psychiatric Disabilities)：发育和其他躯体、认知、感觉和精神障碍

R（Religion and spiritual orientation）：宗教和精神取向

E（Ethnic and racial identity）：民族和种族身份

S（Socioeconomic status）：社会经济地位

S（Sexual orientation）：性取向

I（Indigenous heritage）：当地文化遗产

N（National origin）：民族血统

G（Gender）：性别

考虑到文化背景对塑造个体世界观的重要性，**由内而外地体验认知行为治疗**在模块2的认知行为治疗的个案概念化中纳入了文化因素。

WoB 模型的认知科学基础

认知科学的两种模型对发展认知行为治疗的策略有很大影响，这体现在 WoB 模型中：Teasdale 和 Barnard 的认知子系统交互模型（ICS）[39-44,99,100]及 Brewin 的认知行为治疗的提取竞争模型[45]。他们在理论上提出的创造有效治疗改变的建议很有说服力，而他们的模型在很大程度上也是互补的。

认知子系统交互模型是一个复杂模型，在这里我们只强调与当前目的相关的部分。读者可以咨询 Teasdale、Barnard 和其他作者，以获得更全面的理解。简而言之，Teasdale 和 Teasdale 提出了两个信息加工"系统"：

一个是陈述系统，一个是内隐系统，这两个系统与 WoB 模型相关的特征具体见表2.1。

表 2.1 Teasdale 和 Barnard 认知子系统交互模型的关键要素

陈述系统	内隐系统
认知子系统交互模型中的现象学	
陈述意义能够以言语化的形式呈现，并以外显知识的形式表达具体的信息（例如，"我对那个来访者做了一个糟糕的评估"）。	内隐意义是图式、整体和跨情境的。他们被体验为含蓄的"感觉到的感受"，常常难以用语言表达（例如，"我作为治疗师的无价值感"，或者，某些时候"当非常抑郁的来访者进入房间时，我的心都往下沉"）。
身体、情绪或感官体验在陈述系统没有直接的表达。	身体、情绪和感官输入（如嗅觉、音调）都带有隐含意义。所有这些都具有"图式包"的特性。"它们中的任何一个扳机点都可能激活图式（例如，疲劳感或听起来像批评的声音）"。
陈述知识具有真实的价值，可以通过证据进行理性的评估和检验（例如，"我做得好吗？"我做得不好吗？"）。它被体验为"大脑层面"的理性信念。	内隐图式有一种概括性的"感觉到的感受"，它们无法被评估为是真实的或错误的（例如，"这就是我的方式"）。他们被体验为"内心层面"或"直觉层面"的情绪信念。
在认知子系统交互模型中对治疗的启示	
理性的辩论性干预（例如，思维记录）和心理教育更有可能只对陈述系统产生影响，因此与体验式策略相比，更不可能产生跨情境的新存在方式。然而，也有例外情况：①新信息会带来新的更高层次的含义（例如，一个不自信的新手治疗师从他的督导师那里发现，许多来访者都没有从短程治疗中获益，这使他重新评估自己的能力水平）；②基于理性的干预措施导致了新"图式模型"的产生（例如，"我发现我的想法不是事实；它们是可以被考虑和检验的想法和意见"）。	体验式的干预（例如，行为实验、意象、调整身体姿势、正念冥想、注意力再训练和聚焦于慈悲的方法）比理性的干预更有可能影响到隐含层面，从而创造新的生活方式，这是由于他们在图式层面的直接影响（情感、身体、认知、行为）。如果以一种新的、更适应的心态（在 Teasdale 的术语中是，一个新的或修正过的"图式模型"）来应对挑战性情境，会增加改变的潜在可能性。例如，"我是一名训练有素的训练者""我正在学习"。

认知子系统交互模型显示，这两个系统的特性截然不同。陈述性知识是清晰明确的，并传达具体的信息（例如，"我需要更多的知识和技能来治疗双相情感障碍患者"）。陈述知识与躯体体验、情绪或感觉输入没有直接联系，它的真正价值可以被检验和验证（对知识的了解程度）。相反，内隐系统是概括的和整体的，通常被体验为一种"感觉到的感受"，来自身体、情绪和感觉信息的输入构成了"模式包（schema package）"的核心，创造的内隐意义并非都是可言语化的（例如，治疗师在与重度抑郁来访者一起工作时可能会体验到无望感）。这些感觉到的感受无法直接被检验，而是被体验为内心层面的情绪信念（例如，"理性层面我知道自己为抑郁症来访者提供了一些帮助，但我从来没有体验到这种感觉"）。

Teasdale 和 Barnard 的模型对治疗有直接影响，它表明，如果想要发生明显改变，理性层面的辩论性干预和心理教育往往不够充分，除非它们导致了明显的认知改变（Teasdale 和 Teasdale 的术语"替代性的图式模型"）见表2.1。例如，人们发现，尽管思维记录和行为实验都揭示了个体对问题的认识和理解，但行为实验在产生改变方面往往比思维记录更有效[85,86]。认知子系统交互模型表明，体验式干预策略如行为实验、基于意象的干预、采用体现优势和能力的新身体姿势、培养对思维和情绪的"觉知"或发展出"慈悲心"等，这些往往会对内隐系统直接产生影响，其影响体现在图式的不同层面（身体、情绪、认知、行为）。认知子系统交互模型还表明，采用一种不同的思维模式（例如，**一种新的存在方式**）来认识体验式策略的影响，很可能会促进改变，而通过旧有存在方式的视角来认识体验则不会促进改变。例如，如果一个男性来访者有演讲恐惧，通过旧有存在方式来分析一次成功的演讲，他很可能会得出结论，他"侥幸逃脱"了，而这不太可能促进改变。另一方面，如果他通过自己的新思维模式来分析——"我是一个有能力的公众演说家（尽管我现在可能对此不太相信）"——他会把这个演讲看作是重新认识自己的证据。

Brewin 的认知行为治疗提取竞争模型[45]试图澄清新旧"记忆表征"之间的关系，或者在 Teasdale 和 Barnard 的术语中"替代性的图式模型"之间的关系。Brewin 认为，当来访者有情绪障碍时，消极的记忆表征（图式）是高度可及的（例如"我是无用的"记忆）带有侵入性的记忆、自我贬低的解释以及反刍思维。他假设积极记忆和负性记忆都处于"提取竞争"中（消极记忆永远不会"熄灭"，只是不那么容易接近）。

因此，认知行为治疗的目的是促进对替代的适应性记忆的提取（例如，"当我展示了我的价值时"），通过增强这些记忆的可及性，使它们在普遍情况下被激活并赢得提取竞争。与认知子系统交互模型一样，采用新存在方式的视角可能会增强积极记忆的可及性，并使它们在未来更容易被提取。

在下面描述的**存在方式**模型中，我们的目标是掌握认知子系统交互模型和提取竞争模型的关键元素。我们特别注意到：

1. 发展一种"替代性的图式模型"或思维模式（即**新存在方式**）。
2. 从**一种新存在方式的视角**来解读新的体验。
3. 在提取竞争模型中，解析和比较无益的**旧存在方式**和**新存在方式**。
4. 运用行为实验、意象和其他体验式策略来强化**新存在方式**。
5. 采用躯体导向的干预技术实践**新存在方式**（例如，采取一种呈现力量和自信的身体姿态）。

存在方式模型的临床影响

两组认知行为治疗师 —— Christine Padesky 和 Kathleen Mooney、Kees Korreboom 及其同事的临床创新对存在方式模型产生了重大影响。Padesky 和 Mooney 的旧系统 / 新系统方法主要针对那些难治的来访者，传统的认知行为治疗对他们没有疗效，尤其是有着僵化的负性核心信念[47,87]的人格障碍来访者。他们的方法的目的，是将世界上相互作用的"旧系统"转变为更适应的"新系统"。"治疗师和来访者共同构建了一个愿景，他 / 她想要成为什么样的人，以及希望他人如何"，这一愿景是用文字、意象、肢体运动意识、隐喻和相关记忆发展出的。然后，用那些新的核心信念、潜在假设和行为策略来强化新存在方式。Korrelboom 在精神科病房工作，住院病人可能患有诸如人格障碍、抑郁症和进食障碍等疾病，普遍有低自尊的特征[49-53,88]，他开发出了 COMET（COmpetitive MEmory Training）竞争记忆训练，旨在建立和强化这些患者的积极自我形象。

　　Padesky 和 Mooney 的旧系统 / 新系统途径和 Korrelboom 的 COMET 自我形象训练 [先解析目前的消极状态（旧的系统 / 消极的自我形象），然后建立一个积极的替代方案（新的系统 / 可信的积极自我形象）]，都使用意象来建立积极的替代性自我形象。此后，他们使用略微不同的技术增强人们对新系统 / 积极自我形象的信心。Padesky 和 Mooney 特别重视角色扮演和行为实验[87]，Korrelboom 支持用预演积极的意象、感官（音乐）、躯体导向的策略来强化新的自我形象。

　　Teasdale、Barnard 和 Brewin 的理论，与 Padesky、Mooney、Korrelboom 的创新策略不谋而合，这一点表明了创建"替代性的图式模型"[40,44]和通过这些视角加工新体验的重要性，目标是提高它们的显著性和可及性以为将来做准备。另外，Teasdale、Barnard、Padesky、Mooney 和 Korrelboom 都非常重视"创建一些能发展出新的或修正模型的经验（arranging for experiences in which new or modified models are created）"[39]，如行为实验、意象训练或其他行为策略（例如 Korrelboom 的感觉和躯体导向策略）。最近的循证研究指出，人们越来越意识到躯体取向的干预策略对认知、情绪和人际关系的潜在影响[101-104]。

存在方式模型的描述和主要特征

存在方式模型的原理和描述

　　本书的作者之一第一次使用"**新存在方式（New Ways of Being）**"这个术语，是在 Hackmann 等人所著《牛津认知治疗意象指南》（*Oxford Guide to Imagery in Cognitive Therapy*）一书中[54]。Hackmann 等人所谓的"**新存**

在方式"是指"一个曾持有强烈、持续的负性信念的来访者，被鼓励发展出对自己的积极意象……新存在方式包含一系列的新的认知、行为、情绪、生理反应和感觉到的感受"。因此，**存在方式**模型表明，从旧模式到新模式的变化发生在一个多模态的图解模型上，与 Teasdale 和 Barnard 的认知子系统交互模型一致。Hackmann 等人补充道："通常，在构建替代性存在方式之前，检验当前的功能失调性存在方式是非常必要的，因为这是对既往经历的可理解的、适应性的反应。不过，针对新存在方式，其治疗的焦点是展望新存在方式或对未来的愿景"。

在本书中，我们同时使用旧（无益的）**存在方式**和**新存在方式**，使得工作手册保持连贯和一致性。前6个模块（工作手册的第一部分）的重点是识别和理解旧（**无益的**）**存在方式**，第二部分的重点是创造**新存在方式**。然而，自从在 Hackmann 等人的著作中引入了**新存在方式**的概念以来，我们已经逐渐意识到，正如许多认知行为治疗文献所描述的，图式的改变并不一定涉及核心信念的改变。Ian James、Matt Goodman 和 Katharina Reichelt[90]最近评论，这样的观点是"相当片面"的，我们的临床经验也支持这一结论。James 等人用运动心理学的例子来说明，一个职业高尔夫球手想要改变他的技术，需要花很长时间来练习新的挥杆动作，其目的是削弱旧模式并建立新模式。反复练习的过程使得新的神经网络被创建，并且它会随着时间的推移不断被改进。多模式的图式改变是过程的核心，但并不意味着核心信念的改变。改变是如何实现的呢？James 等人写道："这可能涉及使用意象、行为再训练、身体姿势再训练、记忆修复技术"[90]。这些都是模块9—模块11中要整合到新存在方式模型的策略。

近来我们对 SP/SR 参与者使用**存在方式**模型的经验是，对于没有强烈负性核心信念或严重人格问题的来访者，和对于有严重问题的来访者，**存在方式**模型同样重要。的确，我们有意没有把核心信念纳入工作手册的练习中，因为我们不想或者不希望让 SP/SR 参与者走得这么"深"，部分原因是 Ian James 前一段时间指出[91]，在短程认知行为治疗中并没有针对来访者的核心信念工作，但是疗效依旧不错，而有时在短程治疗中对来访者进行图式层面的干预，反而效果不佳。

再进一步解释，我们中的许多人对自己有着"固着"的信念（例如，"我不擅长与那些有进取心的人共事""我太缺乏条理了！"），这些信念是非常坚定的，但并不表明这是主要的精神病理性或功能失调的核心信念。如果不需要在核心信念层面工作，治疗意义就可能发生重大转变。例如，现在有充分证据表明，来访者可能通过去中心化或正念策略，发展出与其想法之间的另一种关系（a different relationship to their thoughts），转变自己的视角[92]。想法不再是"事实"，而是观点、主意或短暂的认知体验，可以加以验证或摒弃。以治疗师自身为例子，新手治疗师通常认为自己能力不足，不能胜任，因为一些来访者没有改善。那么就可以告诉他们，无论治疗师的技术水平如何，都会有不少来访者在治疗中爽约，或者没有"康复"，从而引导他们修正对自己的过高期望，并显著降低焦虑水平和不胜任感。换句话说，视角的转变可能会引发一种**新存在方式**："我做得很好，我的能力还在不断成长，随着时间的推移，这种能力会不断加强。"

总之，**存在方式**模型是一种跨诊断的、基于优势和资源的策略，强调体验式策略在促进改变中的价值。**新旧存在方式**的理念非常适用于那些没有明显精神障碍的个体，他们有"固着"的信念或思维、行为模式。他们可能从认知行为治疗的策略中受益，这些策略创造了一个转变的视角，创建了明确的替代性存在方式。对于那些想要通过12个模块在专业领域或个人生活中发生改变的治疗师来说，存在方式是一种有用的模型。

代表旧（无益的）存在方式和新存在方式的磁盘模型

除了**存在方式**模型之外，我们还引入了一种新的方式来代表思维、行为和情感/躯体感觉之间的关系——一个由3个同心圆组成的磁盘模型（参见模块9）。Teasdale 和 Barnard 的**认知子系统交互模型**表明，在"感觉到的感受"的内隐层面，身体体验、情绪、认知和行为之间是紧密融合的。Teasdale 进一步指出，旧的思想是作为一个包裹被"推出去"的，随着环境的变化，新的思想再被"推入"[39]。在我们看来，磁盘模型代表了比传统的个案概念化（如模块2所示）更系统的方法，这意味着它可以作为一个整体更容易"被推入"和"被推出"。此外，它还有一个优势——更形象化、更容易记忆。

磁盘模型的另一个特征也应该被记住，个人的优势被纳入新存在方式模型中。仅纳入**新存在方式**模型，而未纳入**旧存在方式**的原因是，个人的优势和资源在创造和发展**新存在方式**上起着关键作用。

总　　结

在过去的40年里，认知行为治疗最令人激动的特征之一，是它由理论驱动，并在实证研究的支持下，在认知行为治疗家族对创新的渴望中不断蓬勃发展。在为认知行为治疗师创建新的 SP/SR 工作手册时，我们不仅想要反思过去的经验，还想要整合经得住时间考验的新观点——至少在未来几年中！我们认识到，有些读者可能认为我们做得太过了，不仅是在反思，而且提出了新的观点；另一些人可能会认为，我们做得远远不够，比如没有纳入正念练习。当然，我们希望由内而外地体验认知行为治疗能有助于大家各抒己见，坦诚交流。如果大家确实这样做了，就实现了本书的另一个目的。

正如我们在本章的开头所述，个案概念化是贝克认知行为治疗的基石，我们希望**由内而外地体验认知行为治疗**能够体现出我们对它的重视。同样，我们尊重理论和临床创新，这也推动了**由内而外体验认知行为治疗**的内容创新。最重要的是，编写这本工作手册的主要动力，是让参与者发自内心地欣赏认知行为治疗技术，特别是体验式技术——被认为是改变的催化剂——然后启动一段既有专业价值又有个人价值的旅程。基于这些标准，我们可以评判这本工作手册的成功与否。

第 3 章

SP/SR 参与者指南

对于任何 SP/SR 的参与者来说，本章都是必不可少的。它提出了在准备实践该项目之前要考虑的关键问题，并提供了如何从体验中获得最大收益的指导原则。对于 SP/SR 的带领者、培训师和督导者而言，本章也是一个重要的章节，与第 4 章的内容密切相关。

近十年来，不同国家的 SP/SR 参与者多次反馈他们从 SP/SR 中的获益，在本书前言部分也能看到他们对自身体验的描述。但是我们也清楚地认识到，部分参与者比其他人有更多的获益。现在，我们渐渐了解到了其中的原因——参与者的投入程度是他们从 SP/SR 中获益的关键[2,15,16,25]。本章的核心主题是：如何才能更好地为 SP/SR 做准备，从而全心地投入，获得最大获益？

正如我们在第一章中所阐述的，已经得到确认的 SP/SR 的收获包括：增强对认知行为治疗的理解；技能和自信心的提高；对"个人自我"和"治疗师自我"的洞察和改变；增强反思能力；对来访者更细致入微的觉察、提供个体化的治疗方案。我们在第 1 章中引用了一些参考文献，如果你感兴趣，可以更详细地了解这项研究。但是，在学习本书时，最好不要带有太多预设。希望其他参与者的反馈能增强你参与的信心，相信付出时间和精力之后会得到回报。

本章分为四节。第一节阐述了如何在不同背景下实施 SP/SR：独自、与同伴、小组、或在督导师督导下实施，并具体指导如何在不同背景下得到最大获益。第二节重点讨论如何最大程度地投入 SP/SR 中：如何选择你的"挑战性问题"；时间管理；选择何时实践 SP/SR；保证自己的安全。

第三节是重点关注如何提高反思能力，这并不代表我们会教你如何反思，而是介绍了一些构建反思能力的技巧。这三节是为了帮助你更多地投入 SP/SR 中，并通过**由内而外地体验认知行为治疗**得到最大获益。本章最后一节介绍了 3 位治疗师：雪莉、佳耶和戴维，他们是我们在模块 1—模块 12 中所使用的例子。

SP/SR 背景：自我指导的 SP/SR，
与同伴、小组或者督导师进行的 SP/SR

独立使用 SP/SR 工作手册

有很多理由可以选择自己独立实践 SP/SR，例如：时空距离或专业隔阂、不愿意或无法使用互联网、注重个人隐私或是感觉独自做会更好。如果你首选独立使用该手册，请记住，当唯一对你负责的人是你自己时，坚持做一件事通常会更困难。请留出固定的时间来进行练习，并针对你想要实现的愿景确定具体的目标，这一点非常重要。你可能还会发现，自我练习有时会引发意料之外的情绪反应，这种反应的强度超出了你的想象。因此，如果你独立练习，特别要注意制定一个自我保护策略，这将在本章的后半部分详细讨论。

与一位同事或"同伴"一起练习 SP/SR 工作手册

多年来，SP/SR 的参与者不断证实，治疗师分享自己的体验可以提高参与者对 SP/SR 的投入程度[2,19]。通过练习然后与他人分享自我反思，是一种非常有价值的体验，并且有助于采用更个性化的方法解决困难。分享体验有助于让我们始终保持在正轨上，不断拓展和细化对 SP/SR 的体验，正常化困难，并给予支持、鼓励和共情。另外，你需要考虑如何选择同伴，要选择信任程度高的。私密性显然最为重要，同样重要的是要考虑对方认知行为治疗的理论知识、经验水平和职业发展，稍后我们将详细讨论。

新手治疗师进行练习时，要重视对认知行为治疗的理解，应用认知行为治疗模型的技巧，而有经验的治疗师为了能更有效地应对治疗关系有很大困扰的复杂来访者，可能对个人层面的自我理解更感兴趣[12,35,93,94]。因此，在配对情况下，为了最大可能地获得经验，减少挫败感和失望，综合考虑这些因素很重要。最后，确保与同伴一起工作时，时间能平均分配，要小心不要陷入一个人占主导地位，而另一个人则变成被动的倾听者，或者成为另一个人的"治疗师"的局面。

在小组中使用 SP/SR 工作手册

在小组中实施 SP/SR 项目是令人激动的选择，以往的反馈证实在这种背景下体验 SP/SR 有很大好处，放大了同伴的许多优势。小组可以有多种类型：例如，在心理健康中心或私人诊所工作的从业者、同辈督导小组、兴趣小组或攻读大学学位的学习小组。小组可以"现实地"当面互动，也可以通过互联网"虚拟地"互动，可以建立网络讨论组、聊天室或者互动性博客。前面提到的一些因素，如信任、包容性、经验水平等都需要认真考虑，对于那些有密切的专业接触的小组来说，他们的优点和不足都需要加以考虑和管理，因为专业的环境可能会限制彼此开放坦诚地交流，尤其在这个小组等级森严的情况下。

在督导师指导下使用 SP/SR 工作手册

SP/SR 工作手册可以作为"常规督导"外非常有用的补充，并且可以在此情况下以不同的方式使用。工作手册的进展可以成为督导中的常规议程，并且可以根据需要讨论与 SP/SR 工作手册相关的问题。对那些有兴趣根据模块自我实践 SP/SR 的治疗师而言，这是一个有用的、支持性的模式。

工作手册也可以用于更有针对性的督导：例如，具体的自我实践练习可以用于理解和熟练应用工作手册中某些干预技术（其中许多是标准的认知行为治疗干预技术，如情绪日记、思维记录和行为实验）。在与经验丰富的治疗师合作时，自我实践练习有助于增强对自我的认识和理解，解决治疗关系破裂和其他相关问题。

SP/SR 的实践性：全然地投入并从中获益

选择"挑战性问题"

在 SP/SR 练习中你是主角。首先，你需要确定一个"挑战性问题"，开始自我实践时，你会得到很多指导。你需要考虑是针对**个人**还是**专业**领域的问题进行工作。我们一般建议，如果是新手治疗师，最好考虑与工作有关的困难领域。这些问题可以是对认知行为治疗模型的理解和应用、作为治疗师的自信心或者正在开展的任何项目上的困扰。典型的例子包括：督导或临床实践的要求；与督导师、导师或同事的关系；治疗某些来访者时的焦虑；或者对自己作为治疗师的自我怀疑。

另一方面，经验丰富的治疗师或许会发现，个人觉得困难的领域更多与治疗复杂来访者、督导初学者或者相关工作有关。与个人相关的问题可能是人际困扰、过分在意别人对自己的评价、难以表达愤怒等某些类型的情绪，或者很难相信别人。当然，可以使用工作手册中的练习来解决这两种甚至更多的问题，可以同时处理，也可以先后处理。重要的是要觉察自己，选择目前适宜的问题，避免引起强烈的情绪反应（如当前或过去的创伤、复杂性哀伤）。

时间管理

如果能系统地完成 12 个模块，会有最大程度的获益。每个模块都以前一个模块为基础——如果走捷径，很可能会乱了头绪，找不到方向。很重要的一点，要留出充足的时间来完成练习，并反思练习的过程。

最好固定一个时间练习。在日常生活中大多数人没有足够的空闲时间，如果可以，在日常生活中为 SP/SR 设置固定的时间。尽管大部分实践工作需要在日常生活中完成，但是设置时间有助于保证在相对固定的时间里进行自我反思，并完成工作手册。也许可以早点起床，或者安排在晚上孩子上床睡觉之后？你可以用日记或日历来计划。另外需要注意，如果在模块和练习之间间隔时间很长，可能会让人分散精力、缺少动力。

那么，应该留出多少时间呢？我们的经验表明，如果时间和空间允许，每个模块最好在一周内完成。工作手册前半部分的每个模块需要1～2小时（模块2可能需要2～3小时）。第二部分的模块（模块7—模块12）可能需要的时间稍长，每个模块2～3小时。一些模块（如模块3、9、10、11）可能需要每天练习。综合考虑这些因素，完成整个工作手册至少需要12周。

如果是小组练习，每两周一个模块可能比较现实，给成员提供自我练习和反思的时间，并阅读和评论其他成员的自我反思，能够认识到实际所需时间会降低意外发生的可能。

选择何时进行 SP/SR

避免在压力过大时实践SP/SR，因为它不是为"自我治疗"而设计的，在这种情况下往往达不到预期效果。这样做的危险在于，它变成了另一件"要做的事情"，或者更糟的是，如果你发现自己在处理让情绪紧张的想法（emotionally intense thoughts），它可能会引发更多的痛苦。如果可能，最好换另一个时间来实施。如果要将SP/SR作为课程要求，那就选择一个温和的问题。

保护自己的安全

隐私保密

如果要将工作手册应用于培训、小组面对面的讨论或者互联网论坛，前提是能自主掌握所分享的内容。这里包括两部分：个人空间里的反思，以及在公开场合的反思。我们鼓励在个人空间里深入思考（参见本章"构建反思能力"部分）。在公开场合中，应该明确区分认知行为治疗自我实践的内容和过程。我们一般建议，在公开场合反思自我实践的**过程**（例如，

"我发现很难创建一个行为实验，但一旦我这么做了……"），而不是自我实践的**内容**（例如，"我焦虑如何去向老板请假，这种感觉已经失控了"）。有时，当小组成员之间发展出亲密的关系时，参与者会分享自己的非正式决定，包括对内容的反思，但这些往往是例外的部分。

制定自我保护策略

SP/SR 并不总是让人舒服的。我们可能会遇到各种想法和情绪，这让我们感到惊讶和不安，这是意料之中的，并且通常会在 SP/SR 过程中被快速解决。然而，有时这种痛苦似乎会延长，而且变得难以控制。因此，我们建议在开始这个项目之前，要制定一个自我保护策略。如果在过程中感到苦恼，可以采取一系列分级步骤。下面是一个典型的三步骤自我保护策略。

1. 和搭档（或者一个 SP/SR 同事）讨论这个问题。

2. 与 SP/SR 带领者（或督导师）交流。

3. 如果负性情绪反应在两三周内仍未缓解，需要去见见心理医生或家庭医生。

全然地投入 SP/SR 并从中获益

- 选择一个合适的"挑战性问题"。

- 考虑这是一个专业上的问题还是个人问题。

- 不要选择与当前或过去的创伤相关的困难领域。

- 时间管理：留出足够的时间，做好计划。

- 选择何时进行 SP/SR：避免在压力大或处于应激状态时使用 SP/SR。

- 保证自己的安全：建立明确的保密协议。

- 明确区分在私人空间的反思与公开场合的反思。

- 为了保证安全，一般建议在公开场合反思自我实践的过程，而非自我实践体验的内容。

- 在开始 SP/SR 之前建立自我保护策略，以防在练习时陷入困境。

构建反思能力

经验表明，在治疗师群体中，反思能力和反思的动机有很大差异。一些认知行为治疗师在刚开始实践时就有一种"天生"的反思能力，而其他治疗师可能会质疑反思并感到焦虑，需要花更多时间才能参与到 SP/SR。此外，家庭重担和职业压力使得人们很难一致有效地反思。目前认知行为治疗的文献很少指导治疗师如何反思，因此在本节中，我们提供了一些一般的指导原则和建议。这些指导原则包括准备反思、反思的过程、记录自我反思，以及如何在此过程中关照自己。

准备反思

关键在于建立一种结构化的模式来促进反思，并保证安全感。这个模式应该是可管理和可持续的。

- **当你想打开工作手册时，不要犹豫**。对大多数人而言，庸碌匆忙的生活总有很多事情需要处理，因此，安排固定的时间进行反思很重要。参见前文"时间管理"一节。

- **准备好应对强烈的情绪反应**。SP/SR 会让人感到不舒服、痛苦、兴奋、激动或快乐，人们可能对不同模块有不同的反应，而这些反应方式没有对错之分。

- **准备好直面内心的纠结或想要放弃的念头**。这些都很正常，改变是很困难的。不要草率决定要放弃这个计划，可以使用工作手册中的技术（例如，解决问题）来排除障碍，并确定终止 SP/SR 是否是正确的决定。

- **要注意练习会有自然中断（如休假）的可能**。采取措施，尽量减少干扰。参与者的反馈表明，除非已经计划好如何在休假后保持连续性以重新参与，否则会有放弃练习的潜在风险。

- **计划在哪里存放工作手册和书面反思**。你可能会担心谁会看到你的工作手册，这有点像来访者保存思维日记时的感觉。想想在哪里保存工作手册或书面反思，一些人更喜欢使用电子文档，并用密码保护。找到一个适宜的解决方案，并以此作为出发点来思考如何让来访者在安全之所保存他们的思维记录。

反思的过程

- 找一个不太可能被打扰或分心的**时间和地点**。

- **从自我实践练习过渡到自我反思**。SP/SR 的参与者通常反馈说，使用呼吸练习或正念训练有助于从自我实践过渡到自我反思的状态。

- **使用任何适宜的方法来唤起对情境的回忆，以及对想法及感受的觉察。**

  ■ 你可能会发现，当试图回忆一种情境和伴随的情绪、身体反应、思想和行为时，你会更倾向于闭上眼睛。

  ■ 选择一个具体的情境，感受在那个情境中最紧张的时刻。

  ■ 当回忆一件事时，在脑海中尽可能多地重构它的感官刺激（例如，来访者的衣着打扮、房间的样式、氛围、声音、气味等）。

  ■ 调整姿态，觉察你是如何感觉到躯体和情绪的感受。

- **维持想法和感受**。认知行为治疗师常常会急于挑战自己的想法或去解决问题，而这需要先触及更深层的想法，更充分地体验伴随这些想法而来的情绪，因此先不要把那些让人不适或者讨厌的想法推到一边。

- **注意可能发生的意外**。也许你会发现事情并非期待的那样，甚至可能是当你想要思考或感受时，却发现自己无法感受和思考了。当你认为自己已经修正了旧有的思维和情绪模式时，却发现自己又回到了**旧存在方式**中。

- **觉察自己是在反思还是在沉思**。如果你发现自己走神了，或者意识到你在兜圈子，那么需要考虑你是否已经从客观冷静的自我反思状态滑进了思维反刍中，这值得警惕。

- **保持对自己的慈悲心**。经验告诉我们，当治疗师们发现自己无益的信念或行为时，往往会感到沮丧或郁闷，有时甚至非常痛苦。通常会有无法接纳自己的想法："我是一名治疗师，整天都在帮助别人理解和改变自己，我不应该有任何这样的想法或行为"。治疗师也是人！我们的行为有时也会是无益的，我们都有自我约束甚至自我毁灭的信念。要在不急于判断的情况下，以一种好奇、接纳、富有同情心的方式觉察自己的想法和行为。

● **使用 SP/SR 来应对自我批评的想法**。如果你发现自己经常苛责自己，就要学会把注意力转移到工作上。自我批评的想法可以是很有价值的 SP/SR 体验，引导你在个人层面和职业层面深刻地认识自己、改变自己，我们将把这个理念贯穿于整个工作手册中。

● **当不情愿做自我反思时，可以分阶段进行**。如果你发现自己被困住了，可以暂时把反思搁置一边，过一会儿再继续。通常情况下，模块或工作手册中会有其他契机，使你能够回来扩展最初的反思。

● **当反思自己的体验时，可以问自己一些问题**。每个模块的尾声都有一系列自我反思的问题，这里你可以自由添加问题。我们的目标是通过将你的个人体验与你对自己、来访者以及认知行为治疗作为心理治疗模型的信念联系起来，以加深你的理解并找到新的连接。

● **连接个人部分和职业部分**。研究表明，获得最大收益的人是那些可以用 SP/SR 来反思他们如何看待自己作为治疗师和作为日常生活中的个体的人。一些受益最多的人反馈，他们在"治疗师自我"和"个人自我"之间形成了一种来回式（back-and-forth）的反思模式。

书面自我反思

● **以第一人称书写**。通常当记录自我反思时，以第一人称书写是最有用的（例如，"我注意到……""我觉得……"）。避免在写作时与内心体验拉远距离。

● **记录会激发新的理解**。参与者发现实践 SP/SR 的一件令人兴奋的事情是，书写不是思考的产物，书写本身就是思维，而且是反思过程的核心。通过写作，参与者常常发现自己能够唤起一种体验的新成分，发展新的视角，并获得新的理解。

● **要如实记录，因为你不是在为读者而写**。除非在公开场合分享体验，在工作手册上的所有反思都是为你自己而写的，应该尽可能真实坦诚地记录，以便从体验中获得最大收获。

关照自己

● **反思需求**。如果不想完成一个具体的任务或模块（例如，你正在承受着巨大压力，做练习可能会让你更焦虑），我们建议就停留在此刻，花点时间来思考可以做些什么来关照自己。

● **不要期待完美，这是不可能实现的**！许多人会质疑自己作为治疗师的临床技能和治疗效能，通过体验来访者的角色，他们可能会更加意识到以前没有注意到的缺陷，并可能意识到他们的表现并没有之前想象的那么好。在实施 SP/SR 时，调整自己的标准和期望是相当正常的，在实践的过程中，我们的心态会慢慢平和。理想的治疗师并不存在，这一点我们应该铭记在心，每个人都在成长的路上！

构建反思能力

准备

● 计划固定的反思时间

● 准备应对各种强烈的情绪反应

● 准备好直面内心的纠结

● 计划在休假结束后保持 SP/SR 的连贯性

● 找个安全之所存放自己的练习手册和书面反思

反思过程

● 找个不会被打扰或分心的时间和地方

- 用一种类似正念冥想的方式，从自我实践的练习过渡到自我反思

- 运用意象或者聚焦于躯体感受，唤醒对特定情境的回忆，更清晰地觉察自己的想法和情绪

- 不要审视你的想法

- 注意可能发生的意外

- 觉察你是在自我反思还是思维反刍

- 保持对自己的慈悲心

- 使用 SP/SR 来处理自我批评的想法

- 反思可以分阶段进行，重温以前的反思也是有帮助的

- 当反思自己的体验时，可以问自己一些问题

- 尝试将个人部分和职业部分建立连接

自我反思的记录

- 用第一人称"我"来写作

- 写作是反思过程的核心部分；写作的过程创造了新的理解

- 如实记录，记住你不是为读者而写

关照你自己

- 反思自己的需要，尤其是当感到压力大时

- 不要期待完美，这是不可能实现的！我们都在成长的路上

三个治疗师的例子：雪莉、佳耶和戴维

在整个工作手册中，我们将提到三位有"代表性"的治疗师：雪莉、佳耶、戴维。所有模块都包含一个或多个示例，以示范如何使用某个具体技术。雪莉、佳耶和戴维处于职业生涯的不同阶段：雪莉是初学者，佳耶刚刚合格，戴维则是经验丰富的治疗师。

雪莉正在参加她的第一个认知行为治疗培训，她参加过一些工作坊，并已经开始治疗来访者，接受定期督导。她已经注意到治疗和督导会谈会影响她的情绪，她习惯于对任何自己认为"不完全正确"的事情进行高度自我批评。"从记事起，我就是个完美主义者。"她努力学习，在学校表现很好，是父母的骄傲。她承认在本科阶段学习压力很大，但其实完全没必要这样，她也承认她在各个方面都很出色。

她发现接受认知行为治疗的培训很有挑战、压力很大。尤其是最近，她发现自己开始回避督导，或者花数小时过度准备。她对每个来访者都很负责，如果他们没有好转，她也会感到压力，觉得自己肯定做错了什么，应该做得更好才是。她揣测来访者和督导师都认为她"不能成为一名治疗师"。

作为一名正在受训的治疗师，雪莉被建议在 SP/SR 实践中聚焦于"治疗师"的部分，而非"个人"部分。她选择处理认为自己作为治疗师能力不足的问题。当开始实践 SP/SR 时，她能非常清楚自我评价将如何影响她的情绪和行为。

佳耶是一位努力且工作能力强的治疗师，刚开始自己独立的临床治疗。佳耶从早年的商界转到心理治疗行业，最近刚完成临床心理学的培训课程。现在，她正努力巩固自己所学的知识，同时还要应付新工作的要求，以及与阿尼施的新婚。她发现自己很难面对来访者的痛苦情绪，当回

顾课程时她发现，她可能过于关注认知，督导师也指出了这一点。佳耶也不知道原因，但是她注意到，每次看到来访者非常痛苦，她也会很难受，急于想要做点什么来减轻他们的痛苦，通常她会试图帮助他们理解正在发生的事情，做出更长期的改变。在与焦虑的来访者工作时，她的感受尤为明显。

佳耶意识到，她"试图让来访者感觉更好"的倾向，可能会无意间强化焦虑来访者的回避行为。她也注意到自己推迟了治疗时间，也推迟了暴露和反应预防等干预措施。她渴望成为最有能力的治疗师，并且"从理论上知道"，她可以通过与来访者保持接触，唤起更高层次的情绪，来帮助来访者更有效地体验认知行为治疗。但是，她也认为自己应该让来访者感觉好一些，这使得她难以面对痛苦情绪的表达。更糟糕的是，她有时会陷入自我批评的循环，这种循环模式会让她在会谈期间和会谈之后情绪低落，并感到很沮丧。

佳耶非常认真负责，也有很强的改变动机。作为一名刚刚合格的治疗师，她可以看到自己在心理治疗方面想要改变的具体内容。她和雪莉一样，决定聚焦于自己的"治疗师部分"。她在SP/SR工作手册上的目标是：①了解自己陷入困境的模式；②在会谈中处理情绪的能力方面有明显提升；③成为一个更好的治疗师。

戴维今年50多岁，在私人诊所工作多年，最初的受训背景是沟通分析师。多年来他接受过各种培训，并且对不同的心理治疗流派都很感兴趣。最近，他在一家心理治疗中心谋得职位，主要治疗焦虑障碍的来访者，治疗中心的选择是短程认知行为治疗。

戴维对自己在治疗中与来访者建立关系的能力很有信心，并认为自己多年来使用的整合心理治疗很有成效。然而，在新的岗位上，他感到来自管理人员的压力，自己丰富的治疗经验和业务能力并不为同事们所认可，自己的工作总是被仔细审查，有时也会被年轻的督导师评价（一位认证的CBT治疗师），这使他感到焦虑，甚至愤怒。

戴维觉察到自己经常会被同事和其他社交场合的人，尤其是他的伴侣卡伦的朋友们所评判。他意识到这导致他总是想找借口，试图回避参与卡伦的社交活动，这伤害了卡伦的感情，并影响到他们的夫妻关系。戴维已经翻阅了认知行为治疗书籍，并参加了几次短程的认知行为治疗工作坊，但他还没有完成一项系统的认知行为治疗培训。他对认知行为治疗模型很感兴趣，但他又觉得这种模式比较肤浅，并对短程治疗有疑虑。他的督导师建议，SP/SR 工作手册可能是了解认知行为治疗及其应用的有用方法。作为最初训练的一部分，他同意对个人部分进行工作，他对这一方法很感兴趣，又有点忐忑，最后决定一试。他认识到，过分在意别人对自己的评价是一直困扰他的问题。因此，他选择从个人的角度而非职业角度来解决问题。

我们希望模块中的雪莉、佳耶和戴维的示例能有助于你了解 SP/SR 的练习。

第 4 章

SP/SR 带领者指南

创建成功的 SP/SR 课程，是作为认知行为治疗培训师最有价值的经历之一。受益于 SP/SR 的参与者通常会报告一系列"顿悟时刻"，他们获得的洞察力、知识和技能比传统的培训技术要丰富得多。作为 SP/SR 项目的推动者，我们从参与者真正"获得"的过程中获得了很大满足。

本章的内容有关支持培训师和练习者运用该工作手册来推动 SP/SR 小组——可以是同辈小组，也可以是培训师领导的小组——使用该工作手册来促进职业发展；或者是由培训师领导，将工作手册与现有大学中的或继续教育的认知行为治疗培训课程结合到一起。

本章主要根据第 3 章中确定的 SP/SR 参与者的需求，应该与第 3 章一起阅读。如果带领一个 SP/SR 小组不是当前的议程，这一章对于自己实践 SP/SR 并非是必需的。

本章分为四节：第一节介绍带领者在 SP/SR 项目中的角色。第二节关注 SP/SR 小组的需求。第三节介绍 SP/SR 项目准备小组的指导原则；我们强调了项目实施方案和小组预备会的重要作用，以及其为 SP/SR 提供强有力的证据的重要性。小组需要对项目需求达成共识，并在实施过程中创造一种安全感。在第四节中，我们提出了使项目能够"顺利实施"的方法，让成员能积极参与，并有最大收益。

SP/SR 带领者的角色

我们在实施 SP/SR 项目时使用的称呼是"带领者"而不是"培训师"。带领 SP/SR 项目不同于教授"传统的"认知行为治疗培训课程,它需要不同的技能[2,95]。在传统的认知行为治疗课程中,培训者的角色是通过使用讲座、阅读、示范、角色扮演、督导和对治疗的反馈来教授认知行为治疗知识和技能;重点是"在当下"传播并提高参与者的技能。

与此不同,SP/SR 关注自我——"治疗师的自我"或"个人的自我",无论哪种情况,SP/SR 都可能唤起焦虑、自我怀疑、沮丧,有时还会让人感到痛苦。SP/SR 课程持续数周,以自我体验式的练习和自我反思进行,而不是来自学习外部的专业知识(培训师或书本),因此对参与者来说,情感需求往往大于普通的认知行为治疗培训。因此,与普通的 CBT 培训课程相比,培训者 / 带领者需要对参与者的个人需求和焦虑情绪更敏锐,整个培训的关键是创造一个安全、流畅的过程,可以预见并消除参与者体验式学习的障碍。

SP/SR 带领者的角色

- SP/SR 带领者的角色不同于"普通"的认知行为治疗培训师
- 与 SP/SR 参与者的合作关系是关键
- 关键任务包括确保:
  ○ 参与者理解 SP/SR 的基本原理
  ○ 课程要求清晰、令人舒适
  ○ 有安全感
  ○ 积极投入小组的活动

带领者的关键角色是协调关系,正如与来访者的治疗关系是认知行为治疗起效的关键一样,对于 SP/SR 小组成员来说,创建一个功能良好的

团体同样至关重要。如果参与者有被强迫的感觉，SP/SR 就不可能有效，在这种情况下，他们很可能只是"敷衍了事"。因此，在项目开始之前，带领者需要确保参与者理解 SP/SR 的原理，并愿意全心投入，将课程内容安排清晰，并让人舒服，有安全感。

另一个重要部分是为有效的团体互动创造条件，形成一个学习共同体，因为学习的主要模式是来自彼此的反思而不是专家培训[17,19]。带领者的角色还包括建立安全的沟通氛围，密切关注小组互动过程，如果注意到有任何成员陷入困境，即给予适时的支持与帮助。

本章的其余部分将详述带领者的角色，确定实施成功的 SP/SR 项目的关键技术和过程。

根据参与者的能力和需求来调整 SP/SR

正如我们所言，不同水平的参与者都能从 SP/SR 中受益。但是在创建一个 SP/SR 项目时，要紧密结合参与者的能力和需求并与之匹配。

对一些人而言，SP/SR 项目可能会令人却步，因为它关注的是治疗师个人；而另一些人则可能认为这是一股"新鲜的空气"。一些小组可能把 SP/SR 课程作为培训课程中介绍认知行为治疗的部分，而其他小组可能已经非常精通认知行为治疗了；对于一些同道而言，SP/SR 可能是被认可的必修部分，已经急切地想参与进来；一些参与者已经具备了良好的自我反思能力，而另一部分人则可能对反思非常陌生；有些人或许之前就在一起工作或学习，他们彼此熟悉，而其他人可能彼此很陌生。无论如何，带领者所做的工作必须与团队需求相吻合，对于某些参与者而言，SP/SR 是他们培训计划的一部分，而那些几乎没有个人成长经验的参与者可能比自愿加入 SP/SR 项目的参与者更需要适应 SP/SR。对于缺乏治疗经验或内在动机的参与者，准备信息和讨论可能尤为重要。

因此，**由内而外地体验认知行为治疗**应根据小组的背景和需求灵活调整。总体而言，带领者应致力于创建一个在知识水平和技能方面具有同质性的团体，否则团队成员的一致性会受到威胁，团队成员可能会发现自己被其他成员挑战或挫败。

通过调整每个模块末尾有关自我反思的问题，可以很好地契合不同参与者的需求[16,95]。例如，认知行为治疗的督导师可以包括该模块对督导影响的反思性问题，以帮助参与者将他们的经验更广泛地融入自己的角色。或者，如果将 SP/SR 整合进现有的认知行为治疗培训课程，该培训的主题是抑郁症的认知行为治疗，那么就可以要求参与者从行为激活的体验中分析他们对抑郁症患者的治疗。更高级或专业的 SP/SR 课程可能要求参与者识别并反思他们对其他文化或民族群体的假设，以及他们对来自这部分群体的来访者的治疗。

正如我们在第三章中提到的，可以根据治疗师目前的资历水平加以调整。一般来说，对于新手治疗师（如模块中的雪莉和佳耶），重点是将陈述性（事实性）的认知行为治疗知识转化为具体技能的操作步骤。在这里，治疗师的信心可能是个问题[95]，所以我们通常建议在 SP/SR 课程中聚焦于"治疗师自我"（例如，"我在治疗抑郁症患者时缺乏自信"）。相比之下，对"治疗师个人"图式的关注可能是具有挑战性的，但对于经验丰富的认知行为治疗师（如戴维）来说是却是合适的，可以增强自我觉察、人际交往能力和反思能力[15]。当治疗师与有复杂问题的来访者进行工作时，这些技能尤为重要，因为他们可能会引发意想不到的反应，从而挑战治疗师[93]。

在最初的反思技巧上，参与者之间有很大差异。对一些人来说，自我反思可能是一种熟悉的处理自身问题的方式；而对另外一些人，这可能是完全陌生的。一些人可能会详细地反思个人经历，但难以将其与认知行为治疗实践建立联结，而另一些人可能回避个人体验和自我反思。

为了让参与者做好准备，解释反思对治疗师技能发展的重要性[14,27,28,30,31,35,97]；提供其他小组的"有用反思"的书面范例；在实施过程中强调来自小组成员的富有成效的反思，这些都是有帮助的。在**由内而外地体验认知行为治疗**的背景下，需要确保参与者的注意力始终被"构建反思能力"这部分所吸引。

下一节将介绍 SP/SR 项目与参与者的需求相吻合的具体方法，"为 SP/SR 做准备"。

根据参与者的能力和需求来调整 SP/SR

● SP/SR 项目应紧密契合学员的能力和不同培训小组的需求。

● 最好选择在技能和经验方面相对同质的小组成员。

● 可以对不同的 SP/SR 组进行调整：

　○ 在模块的最后调整自我反思的问题。

　○ 确定参与者的焦点是"治疗师部分"还是"个人部分"。

　○ 提供额外的培训和支持以提高他们的反思能力。

为 SP/SR 做准备

SP/SR 程序的成功或失败很大程度上取决于带领者与参与者在 SP/SR 的准备阶段是否协商达成共识。

在这一节中，我们确定了两个关键策略——准备**项目方案**并召开了**项目小组预备会**，这两项都能极大地提高参与者的积极性。

准备项目方案，召开项目小组预备会

参与者都想知道他 / 她在项目中需要做什么，特别是介于这些课程的所具有的个人性质，以及它是在团体背景下实施的这一特性。有了充分的考虑，准备一份清晰明确的项目方案，并召开一个预备会，能大大缓解人们的焦虑，增强参与该计划的积极性。

该计划的项目方案应该具体说明参与者的安全、保密以及课程的基本原理，这些问题在项目开始实施之后会自然而然地出现，并且应该将方案在项目预备会的几周前发给参与者。项目预备会提供机会答疑解惑，并调整实施的内容和方法，满足参与者的需要。带领者应该尽可能公开地

调整项目的内容，确保参与者感到安全。项目预备会应给予充足的时间，建议至少2小时。对于某些群体，比如若 SP/SR 是大学的必修课程，则可能需要第二次会议。

项目方案和预备会应：①为 SP/SR 提供强有力的依据；②制定清晰一致的项目要求；③在实施过程中提升安全感。下面将讨论这三个问题。

为 SP/SR 提供强有力的依据

对 SP/SR 项目的有效准备，当然要包括激发成员实施该项目的动机。SP/SR 的项目方案应充分说明 SP/SR 的作用，以激发成员的动机和对获益的期望。项目方案还可以引用一些卓越的认知行为治疗师，如 Aaron T. Beck[4]、Judith S. Beck[5,97]、Cory F. Newman[12]和 Christine A. Padesky[1]的重要研究发现。然而，正如第3章中所建议的，我们也要避免提供太多关于研究的细节，以免产生偏见和期望，这可能会影响 SP/SR 实践的效果。作为项目方案的替代方案，带领者还可以建议参与者阅读本练习册的第1章和第3章，以及既往参与者的反馈（例如，本书的前言部分）。这两种策略都应该有助于激发积极的期望，建立对 SP/SR 潜在价值的认识。

既往参与者的反馈会很有说服力（参见书的前言部分），如果 SP/SR 课程已经在本地举行过，并且既往的参与者可以参加小组准备会，就更有说服力了。在预备会上，带领者（和既往的参与者）可以根据需要详细地介绍该项目，包括 SP/SR 的技能获取方法和价值[16,17,22]，反思性练习作为"终身学习的引擎"的重要意义[14]，以及 SP/SR 的综合功能[16]。

制定清晰一致的项目需求

对于不同的小组，预备会的内容会有所不同，这取决于 SP/SR 项目是作为一个独立的职业发展项目，还是正式认知行为治疗培训课程的一部分。正如我们之前所指出，作为一个普遍原则，尽可能灵活地实施 SP/SR 很有帮助，因为不同的小组有不同的需求。

需要制定关于项目预期、承诺和贡献、安全性和保密原则的协议（下一节将讨论这些问题）。如果是作为大学课程的一部分，则需要明确的评估标准。预备会需要有充足的时间让成员对这些协议达成共识。

关于承诺和贡献：如果每个模块之后的书面反思是实施的一部分，那么要求是什么？每个模块之后都要反思吗？是积极参与讨论的形式？上交反思的时间和截止日期？反思的长度和 / 或质量？如果"生活打乱了你的计划"，会发生什么？

另一个问题是完成每个模块所需的时间，带领者需要为 SP/SR 分配充足的时间。自我实践、自我反思和决定公开自我反思的哪一部分（例如在论坛中）通常需要 2 ~ 3 小时，那些有更多获益的参与者可能花费更多的时间。SP/SR 不应该被视为"额外的部分"，而需要具体讨论每个模块的时间分配。通常每个模块的时间分配大概是 1 周，这意味着总时间接近 1 学期。然而，我们的经验表明，一些自我实践的任务——特别是在第二部分**由内而外地体验认知行为治疗**——可能会需要 2 ~ 3 周的时间，带领者需要考虑在一段时间内实施项目的哪部分内容。在某些情况下，在 24 周或 2 个学期的时间里，**由内而外地体验认知行为治疗**可能会带来更大的获益。

如果将 SP/SR 作为正式认知行为治疗培训计划的一部分，那么还需要考虑其他因素，例如，如何将 SP/SR 项目与培训课程紧密结合。通常 SP/SR 用于教学形式的有时限性的课程，是让学员通过阅读以及借助工作坊进行技术介绍，在短时间内学习自我实践。例如，在项目早期阶段介绍认知行为治疗的个案概念化，可以使学员顺利地将所学用于分析自身问题。用这种方式与教学内容结合，可以创建有效学习的基石。

评估正式认知行为治疗课程的另一个问题是，可能需要对 SP/SR 的内容进行某种形式的评估。目前关于 SP/SR 反思的评估的证据有限。为评估目的去评估反思质量的价值，这一做法是值得怀疑的，需要谨慎处理。因为个体可能会功利性地围绕内容来创建自己的需求特性，也可能增加参与者的焦虑。在这一点上，可能更安全的方法是使用基于 SP/SR 其他内容的评估，如讨论论坛的参与程度或公开的 SP/SR 贡献的数量。

在实施过程中提升安全感

在 SP/SR 项目的准备工作中，最关键的一点是消除参与者的恐惧，营造一种安全感。SP/SR 的理念可能会引起参与者相当程度的焦虑，通常情况下，参与者会有两大问题：害怕接触到其他参与者；在某些情况下，害怕发现自己无法处理的想法或感觉并因此失控。例如，一位认知行为治疗学员说："我不想深入研究，因为如果有什么事情发生，没有人可以收拾残局。"

提供一个清晰的项目方案，包括 SP/SR 实施的具体过程，并召开一个项目预备会，这对于创造安全感来说至关重要。如果没有这些要素，参与者可能会缺乏热情。预备会最重要的目的是让学员充分表达各种顾虑和担忧（如询问："到目前为止，根据对项目的了解，你对这个过程有什么顾虑？"）；然后，通过探究其想法来消除这些担忧。通常情况下，参与者会对保密原则和安全问题有一些疑虑。小组也应该达成匿名和保密协议，并加以记录和传阅。

作为项目的带领者，要确保每个成员都有机会表达他/她的担忧，并消除他们的顾虑。保持灵活性也很重要，因为有些小组可能希望用匿名来保持严格的界限，而其他小组可能更喜欢在反思中使用真实姓名。

项目方案和预备会要强调的一个关键因素是区分**内容与过程**，区分**个人反思和公开反思**。正如一位参与者所反馈的："我需要有节制的自我暴露。我所写所说都是必要的那部分，我会写下来校对一下，看看是否一切安全。"个人的 SP/SR 反思应该聚焦于个人体验（"我觉得……我的身体……我的形象，我的思想是……我的反应，然后是我的行为……"）。然而，在讨论会上的公开反思应该集中在过程而不是内容（例如，"我发现建立一个行为实验比我想象的要困难很多，我发现自己越来越焦虑，这似乎妨碍了我思考如何才能最好地检验我的消极假设。"），澄清内容与过程可以减轻参与者对期望和暴露的恐惧。

参加准备会的人可能不愿意在同道面前表达自己对失控的担忧，因此，这更适合由带领者来做。作为带领者，你可以这样说："在 SP/SR 项目中，参与者在不同的时间会感到不舒服，这很常见，也是正常的，而且通常是可以解决的。但是有时候一个问题会出其不意地引起参与者的情绪和不安，虽然很少见，但也是有可能的，所以项目成员都应该有自我保护策略[3,16]，以在困境中逐步获得他人的支持"（见第3章自我保护策略的例子）。在预备会上，也需要再强调成员在SP/SR项目中应选择中度到高水平情绪唤起水平的问题，不能过度唤起或造成严重不适（见第3章对选择有挑战性的问题的具体建议）。

在自我反思中选择匿名还是实名，应该由小组成员决定，并且应该是一个小组的共同决定。一些小组选择保持匿名，但是在那些选择使用真实姓名的小组中，参与者也报告了额外的获益，他们在脆弱性和自我暴露方面的感受似乎更接近来访者的真实体验。正如一位参与者所说："我确实有隐隐的不安全感，但有趣的是，似乎还没有人在恐惧面前畏缩。"这让我强烈地意识到，来访者这样做是多么地困难，我们在项目中甚至没有分享内容！

最后，预备会应明确你作为带领者的角色和与团队的关系。你将如何扮演带领者的角色？你是否会为论坛做贡献，如果是，具体要如何做？你是否与团队有双重关系（例如，作为带领者和项目评估者）？这是否会干扰小组的项目实施？如何解决这个问题？围绕这些问题和其他相关问题的公开讨论和协议将增强参与者的信心，并提高你对小组的贡献。

为SP/SR做准备

- SP/SR项目方案和小组预备会都是提高成员参与积极性和动机的关键策略。

- 项目实施方案和预备会应：①为SP/SR提供强有力的依据；②协商制定明确的项目要求；③在实施过程中提升安全感。

- SP/SR的一个强有力的依据可以是认知行为治疗的权威观点，SP/SR的研究成果，以及既往参与者的积极反馈。

- 明确项目要求（例如，贡献程度、截止日期、反思形式、完成模块的时限、评估），并协商达成共识。

- 表达所有对暴露恐惧的担忧，并提出消除这些担忧的建议，围绕保密和安全达成协议。
- 明确如何区分内容与流程，个人反思与公开反思。
- 如果小组内没有人说，就提出"害怕失控"的问题。
- 要求参与者确认他们已经制定了个人保护策略。
- 强调 SP/SR 的参与者应该选唤起轻度到中度的情绪反应的挑战性问题（不是主要问题），而且肯定不会导致严重的痛苦。
- 关于自己作为带领者的角色，包括潜在的双重关系。

为 SP/SR 项目加油

创建一个支持性的、内容充实的团队的过程

SP/SR 小组是学习共同体。对于许多 SP/SR 成员来说，小组是项目最有价值的部分[2,17,19]。SP/SR 小组通常在两种情况下见面：在线论坛和面对面的小组会议。当团队合作良好时，对话就能流动，过程也会变得丰富。参与 SP/SR 小组（而不是独自使用 SP/SR）的好处是，参与者经常被对方的反思所启发，从而进一步反思自己的体验及对治疗的影响。他们的体验被正常化了，因为他们发现其他成员在实施某个具体技术时也会产生类似的情绪反应和困境。他们不仅认识到存在相似点，也认识到与其他成员不同的体验，这能使他们更细微地理解到认知行为治疗并非"万全之策"。

小组的 SP/SR 还提供了示范的机会，例如，参与者可以通过阅读其他学员的反思，更好地学习如何进行反思[19]。一些模块对参与者来说可能更加困难，小组则可以提供支持。既往参与者的反馈显示，这种支持会在完成 SP/SR 项目的过程中发挥关键作用；在个人感到困难的模块中，凝聚力和共同体的感觉可以鼓励参与者不要放弃，或者从其他参与者那里寻求

支持。

如前所述，预备会是构建小组安全感的关键环节。最重要的是，小组本身就能在治疗过程和安全方面做出关键决策。预备会应该达成具体协议，包括保密原则、公开的内容、匿名性、个人保护策略以及对带领者角色的理解。正如前面所提及，小组交流通常会有两种方式：线上发布自我反思进行小组讨论，以及面对面交流。小组应该决定采取何种方式以及何时进行交流。

一些参与者更习惯在线论坛，因此应在小组内明确论坛访问说明。在预备会上演示如何利用论坛会很有帮助，如果需要，可以提供具体的指导。示范曾经用过的论坛可能会有帮助，同时需要强调对话的价值。最好是使用一个可以从计算机或手机／平板电脑上访问的论坛，该论坛还应有所设置，定时向参与者发送新的电子邮件，鼓励他们登录并回复。

除了预备会之外，SP/SR 带领者还需要通过鼓励、支持和评估来积极参与，以及及时回答问题，起到"润滑作用"，应该密切关注任何可能阻碍参与者的个人或团体问题，并排除可能出现的任何阻碍。一方面，他们需要在不同"存在"之间找到平衡，适当地添加评论或问题；另一方面，他们需要保持足够的优势，在团队相互学习中发挥领导作用。

在论坛的基础上，面对面的小组会议可以锦上添花，能够更深入地讨论具体的经验或技术[3]，这些可能经常发生在得到的 SP/SR 经验与现有的认知行为治疗课程紧密结合的情况下。在独立的 SP/SR 项目中，12 个模块可能需要 2 ～ 4 次的小组会议。我们的经验是，小组会议会进一步起到"润滑"作用。然而，如果参与者住得较远，面对面进行小组会议也并不总是可行。即使可能来自同一个地区或组织，有时大家也不想在小组内交流。例如，我们发现在同一个城市工作的一些专业同道可能会很乐意在网上发布匿名评论，但是他们不愿意面对面地讨论。与该计划的其他方面一样，任何进行面对面小组会议的决定都应该得到小组的认可。

带领面对面小组和组织在线论坛都在自身实力的基础上，借助复杂的技术来实施，不过这部分远远超出了本章的讨论范围，以后再详细讨论。如果未来的 SP/SR 带领者需要开发这些技能，他们应该寻求专业资源和培训项目。

> **创建一个支持性的、内容充实的团队的过程**
>
> - 团队应该决定什么时候以及如何见面——只在网上，或者面对面，还是二者结合。
> - 小组应该围绕实施过程和安全感，做出关键决策。
> - 在线论坛需要便于访问，用户友好，如果需要可提供使用指导。
> - 通过鼓励、支持和重视参与起到"润滑"作用。
> - 仔细观察小组互动，必要时排除障碍。
> - 如果要提高在领导在线论坛和面对面小组中的技能，需要进一步寻求专业培训和资源。

关照参与者

我们的研究表明，SP/SR 的优势在于，洞察力是有益的并令人感到振奋，但是与传统的认知行为治疗培训项目相比，SP/SR 项目对参与者的情感要求高得多[3,18,23]。如果同时遭遇不良生活事件，会对个人资源造成很大的破坏，从而影响到 SP/SR 的实施[2]。对于一些参与者（如大学生），"低头族—回避情绪"的方法通常是最普遍的应对策略。然而，有效地实施 SP/SR 需要直面情绪，这与"低头族—回避情绪"的方式相冲突，导致他们最后敷衍了事。缺乏社会支持也会导致参与者无法全心投入 SP/SR 项目中，甚至中途退出。

SP/SR 项目的带领者有责任关照成员，他们应该保持警惕，观察是否有参与者陷入困境。项目预备会时就需要建立程序，使带领者能够联系上参与者，看看他们是否还好。或者对参与者而言，需要对带领者开放他们的一部分个人保护策略，带领者需要"被允许"。有时候 SP/SR 可能并不合适，或者需要加以简化。预备会可以讨论一下具体如何"简化"，比如在压力下反思自我关照的价值，或者是"退出"一个或两个模块。如果参与者中途退出，带领者应该联系参与者以确定他们的需求，并与他们讨论备选情况。

在正式的培训项目中，如果个体认为某个阶段 SP/SR 不适宜，那么可以寻找其他合适的途径（例如，加以推迟，反思不适宜的原因，或者选择另一个模块）。对于那些可以选择项目时间安排的参与者，在他们最终决定之前，需要告知 SP/SR 项目对情感的要求、时间安排以及可能的获益，再让他们考虑现在是否合适实施。

关照参与者

- 带领者有责任关照参与者；他们应该保持警惕，确保参与者有自己的个人保护策略。

- 作为带领者，需要保持一定的灵活性，"允许"参与者可能在实施的某个阶段不能完全参与。

- 如果是正式的项目（例如，作为大学课程），应考虑是否可以有其他选择，因为它不是进行 SP/SR 的合适时间。

- 如果参与者可以选择他们的时间安排，并告知其时间安排和对情感的需求，这样就可以明智地选择何时开始实施。

总　结

我们相信，按照本章的步骤，SP/SR 将为你的职业发展和教学增加新的、有价值的视角，你将从参与者的反馈中获得许多回报。SP/SR 带领者的角色不同于传统的认知行为治疗培训师，一些认知行为治疗培训师一开始可能并不能完全适应 SP/SR 带领者的角色，这完全可以理解。

如果有这样的顾虑，可以考虑第一步需要做的是什么。关于 SP/SR 培训项目的更多信息？更多的资料？更多的带领技能？更多 SP/SR 研究结果的呈现？你自己实践 SP/SR 课程的经历和体验？一旦获得了所需的资源，请确认你是否已准备好设计和启动一个项目。如果你发现自己仍然有一些关于实施 SP/SR 项目的负性自动思维和无益假设，这可能会激发你去进行行为实验或进一步的行动计划。

总之，我们认为成功地带领 SP/SR 小组是一项值得开发的技能。参与者会多次体验到"水滴石穿的洞察"和"顿悟时刻"，这对参与者本身和带领者来说都是激动人心的。此外，不仅参与者更深入地了解了认知行为治疗，作为带领者，我们有幸见证了参与者的自我反思，反过来也加深了我们对治疗过程的理解，并丰富了我们作为治疗师、管理者和培训师的体验。

第一部分

识别和理解
旧（无益的）存在方式

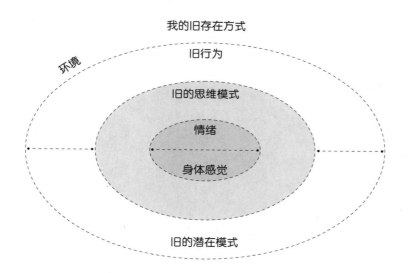

模块 1

识别一个挑战性问题

完成这个模块使我意识到，面对那些急于倾诉痛苦并开始治疗的来访者，我可能会认为"效果评估"很麻烦，并将其略过……现在我对评估的看法已经改变了……

——SP/SR 参与者

现在，你一定已经准备好实施 SP/SR 计划了。在开始前，如果你想要回顾三位治疗师：雪莉、佳耶、戴维的个人背景，可以浏览第 3 章末尾处他们的人物小传，三位治疗师的经历将用于阐释整个模块中的 SP/SR 练习。你还需要在开始练习前确定个人保护策略（见第 3 章），以防在实践的任何时候突然陷入困境。

SP/SR 工作手册源于经典的认知行为治疗模式，通过基线评估来监测自己的进展，这意味着你要评估初始情绪状态，确定"挑战性问题"，并制定具体的、目标导向的评估标准，从而能够在使用工作手册进行 SP/SR 练习的整个过程中监测自己的进步。

✍️ 练习：基线评估：PHQ-9 和 GAD-7

第一个任务是建立客观的基线评估，监测使用工作手册的进展。我们推荐两个常用的抑郁和焦虑评估量表：患者健康问卷（the Patient Health Questionnaire–9, PHQ-9）和广泛性焦虑障碍–7 量表（the Generalized Anxiety Disorder seven itemscale, GAD-7）。通过两个量表的评估，确定自己的基线水平，并体验作为来访者经历初次评估时的感受。如果要解决特定的问题，如愤怒、低自尊、或缺乏自我关怀，可以自主选择其他量表进行基线评估（模块末尾的模块注释部分可见相关说明），或者在网上搜索其他经过信效度检验的量表来评估具体问题或情绪（如担忧、愤怒、自我关怀、难以耐受不确定性、完美主义）。

首先，完成患者健康问卷（PHQ-9）的评估，这是一个筛查抑郁情绪的标准化量表，将每个条目得分相加以计算总分。

患者健康问卷（PHQ-9）：SP/SR 实施之前

在过去的两周里，你在多少时间里受到以下问题的困扰？	完全没有	有几天	一半以上时间	几乎每天
1. 做事提不起劲或没有兴趣。	0	1	2	3
2. 感到心情低落，沮丧或绝望。	0	1	2	3
3. 入睡困难、睡不安稳或睡眠过多。	0	1	2	3
4. 感觉疲倦或没有活力。	0	1	2	3
5. 食欲不振或吃得太多。	0	1	2	3
6. 觉得自己很糟或觉得自己很失败，或让自己、家人失望。	0	1	2	3
7. 难以专注（例如看报纸或看电视时）。	0	1	2	3
8. 行动或说话速度缓慢到别人已经察觉？或刚好相反——变得比平日更烦躁或坐立不安，动来动去。	0	1	2	3
9. 有不如死去或用某种方法伤害自己的念头。	0	1	2	3

摘自 James Bennett-Levy，Richard Thwaites，Beverly Haarhoff，Helen Perry 所著《认知行为治疗师的个人成长——自我实践与自我反思工作手册》，版权归吉尔福德出版社所有。此表格仅供本书购买者个人使用（详情请参阅版权页），适用于本书中的所有表格、图片及模型，以下不再提及。

得分：

0—4 分：没有抑郁

5—9 分：提示可能有轻度抑郁

10—14 分：提示可能有中度抑郁

15—19 分：提示可能有中重度抑郁

20—27 分：提示可能有重度抑郁

我的分数：_____

如果得分处于中重度到重度抑郁范围，我们建议你与督导师、朋友、医生或治疗师（如果你正在接受治疗）讨论抑郁情绪。正如我们在第3章中所说，你可能需要决定现在是否适合进行 SP/SR 练习，毕竟照顾好自己最重要。

现在，花几分钟完成广泛性焦虑障碍-7量表的评估，该量表用于评估焦虑情绪，将每个条目得分相加以计算总分。

广泛性焦虑障碍-7 量表（GAD-7）：SP/SR 实施前

在过去的两周里，你在多少时间里受到以下问题的困扰？	完全没有	有几天	一半以上时间	几乎每天
1. 感到紧张、不安或烦躁。	0	1	2	3
2. 不能停止或无法控制担心。	0	1	2	3
3. 对各种各样的事情担忧过多。	0	1	2	3
4. 很紧张，很难放松下来。	0	1	2	3
5. 非常焦躁，以致无法静坐。	0	1	2	3
6. 变得容易烦恼或易被激怒。	0	1	2	3
7. 感到似乎有什么可怕的事情会发生。	0	1	2	3

得分：
0—4 分：没有焦虑
5—9 分：提示轻度焦虑
10—14 分：提示可能有中度焦虑
15—21 分：提示可能有重度焦虑
我的分数：＿＿＿＿

🖊️ 练习：确定挑战性问题

作为一名治疗师，当想要尝试新技术或应用新知识并取得成效时，你也许会有些忐忑或自我怀疑，工作中的许多情境会引发令人不快的情绪反应。例如：治疗某个来访者、接受督导或与同行或同事交流。

本次练习将剖析自己作为治疗师的职业生涯和个人经历，以确定 SP/SR 项目要解决的挑战性问题。我们的建议如下：

1. 找一个安静的环境进行练习。

2. 如果你决定将 SP/SR 实践侧重于"个人自我"，请将注意力集中于当作为治疗师工作时，自己产生的情绪和想法（参见第 3 章关于选择"治疗师问题"还是"个人问题"的指导原则）。我们都有情绪反应的触发点，你能够识别现在或过去诱发自己强烈的情绪反应，或者感到完全出乎意料的情境吗？我们也都可能在工作中反复面临同样的问题，发现自己被困在无益的为人处世之道中。

如果侧重于"治疗师自我"的部分，那么需要思考某些具体的情境，如当你发现自己忧虑或沉思于工作，或者在治疗前、治疗会谈期间、治疗会谈后、演讲、督导前后感到不安时。当来访者突然取消会谈或爽约时，你可能会感到不安，某些来访者可能会挑战你，比如那些有复杂人际关系或生活方式问题的人，或者与你价值观相悖者。你可能会发现，治疗某个年龄段的来访者会让你感到焦虑，或者觉察到一些来访者映射出了自己过去或现在面临的问题，比如丧亲或离婚。

你可能会恐惧（甚至回避）督导或案例报告，想想你是如何与他人进行比较、揣摩别人会如何评价你、反复回想这些评价，或反复揣测督导师对你的治疗的评价。这时，你可能发现自己处于焦虑、担心、烦躁、不安、挫败、或愤怒（情绪）中；感到紧张或者流泪（躯体感觉）；想知道事情会如何发展，感觉在被他人审视或批评，或者自我批评或自我怀疑（想法），也可能会回避某些类型来访者的转介或一反常态（行为）。

💭 **例子:** 佳耶的挑战性问题

　　佳耶发现，她习惯于在治疗中回避来访者的负性情绪，这降低了治疗效能，还加重了自我批评，她为此感到焦虑和沮丧。

　　以上所有情况都可能在工作中遇到，但是也可能在其他与工作无关的情境中感受到强烈的情绪反应，如果是后者，也许更倾向于使用 SP/SR 工作手册来处理"个人问题"而非"治疗师问题"。

💭 **例子:** 戴维的挑战性问题

　　戴维发现自己在准备督导时会非常焦虑。当他想到参加妻子卡伦的办公室圣诞派对时也会非常焦虑。他对每一种情况的想法都集中在"其他人可能会认为我不够好"这个观点上，他认为自己更困扰于个人的焦虑，因此决定把重点放在个人部分而非专业部分上。

3. 在下面的方框内写出你在阅读上面内容时所想到的任何具有挑战性的问题或情境。

具有挑战性的问题或情境

4. 看看已经识别出的情境，问问自己，当实施 SP/SR 计划时，你想要关注哪些具体的挑战性问题。这些问题应该能激发中度到重度的情绪反应，如焦虑、沮丧、愤怒、或悲伤（理想的评估强度应在 50% ～ 80%）。选择一个更具有挑战性或有问题的情境可能是个好主意，如果这个问题会出现在很多情境下，选择它也会对你有帮助。然而也有一些例外，我们强烈建议你不要选择急性问题，例如重大的丧亲、人际关系问题或任何与童年创伤相关的问题。你也不要选择一个在项目结束时可能仍没有解决的问题，否则可能会给你带来巨大的痛苦。

5. 整理出最终的挑战性问题，并在下面的方框内简单描述。例如，戴维写道：在社交场合感到焦虑。

我的挑战性问题

制定一种个性化的评估方法：视觉模拟量表

下一步是制定一个视觉模拟量表（visual analogue scale, VAS）作为自我评估工具。视觉模拟量表的使用与直尺或卷尺类似，给可测量的事物冠以数值或等级，通常用以评估识别出的负性情绪，如体验到的悲伤或愤怒。随着时间推移，重复使用视觉模拟量表是动态监测的简易方式。设定视觉模拟量表时，可以将其确定为单向评估，例如 0% 代表一点也不悲伤，100% 代表体验到最严重的悲伤。当首次向来访者介绍这一量表时，可要求来访者评估三种问题情绪。首先，让来访者描述一段情绪最糟糕的经历，将其评分为100%；其次，让来访者描述能诱发评分50%的具体情境；最后，将没有问题情绪的情境评分为0%。这个过程使来访者能够感知和觉察在不同情境中情绪的变化，并提供参照，帮助来访者更准确地识别和评估不同情境下的情绪。

例子： 戴维的视觉模拟量表

　　戴维将挑战性问题定为社交焦虑，用以下方法建立视觉模拟量表。他回忆自己最高水平的焦虑经历是作为伴郎在好友的婚礼上演讲，评分100%。戴维将自己刚开始实施SP/SR训练时在社交场合体验到的平均焦虑水平评分为65%。晚上听音乐时则完全体验不到焦虑。

戴维的挑战性问题：在社交场合感到焦虑

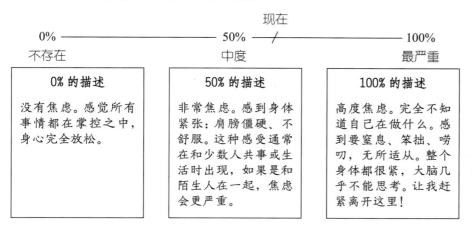

0% 的描述	50% 的描述	100% 的描述
没有焦虑。感觉所有事情都在掌控之中，身心完全放松。	非常焦虑。感到身体紧张：肩膀僵硬、不舒服。这种感受通常在和少数人共事或生活时出现，如果是和陌生人在一起，焦虑会更严重。	高度焦虑。完全不知道自己在做什么。感到要窒息、笨拙、唠叨，无所适从。整个身体都很紧，大脑几乎不能思考。让我赶紧离开这里！

　　正如上面的例子所示，视觉模拟量表的评分从0%到100%。在该例中，戴维描述了0%和100%两个极端评分的具体情境，还描述了在社交场合中体验50%强度的焦虑的状态，为其评估提供了参照点，有助于随着时间推移，动态评估自己的焦虑水平，并注意到任何波动或变化。

✍️ **练习**：我的视觉模拟量表

现在轮到你来制定自己的视觉模拟量表了，像前面戴维所示范的一样，描述你的挑战性问题，完成对该问题的视觉模拟量表。

我的视觉模拟量表

我的挑战性问题：

0% ——————————	50% ——————————	100%
不存在	中度	最严重

0% 的描述	50% 的描述	100% 的描述

自我反思

现在，你已完成了模块1中所有自我实践的练习，需要反思一下自己的体验。开始前你可以提醒自己回顾第3章中"构建反思能力"的技巧。

你对进行自我实践练习的直接反应是什么？用这种方式思考自己是容易的，困难的，还是不舒服的？进行这些练习时，你有什么特殊的情绪、躯体感受或想法？

_____

_____

_____

_____

_____

_____

_____

当思考自己在第一阶段练习中的反应时，你会特别注意到什么？在你的生活中发现一个问题，命名它，并确定一些方法来评估在探索或解决该问题上的进展。

_____

_____

_____

_____

_____

_____

_____

在评估情绪水平，并确定自己的挑战性问题后，当在第一阶段面对来访者，评估和探索他的问题时，你会有什么想法？这种"内心深处的体验"是否改变了你与来访者互动的方式？如果是这样，你的做法与以往会有什么不同？

_____

_____

_____

_____

_____

_____

_____

_____

你还觉察到其他任何想要在下周继续反思的事情吗？

_____

_____

_____

_____

_____

_____

_____

_____

模块 2

解析问题，为改变做准备

一开始，我很难看到自己的优势与长处，我似乎是自己最严苛的批评者。然而，一旦发现自己的一些优点后，其他的优点便纷沓而至，自我感觉开始变好，这给了我精神上的慰藉，让我的问题看起来没有那么严重了。

——SP/SR 参与者

模块 2 的目标是帮助你发现更多挑战性问题，并明确你希望这个问题如何改变。根据最近困扰的具体情境，对问题进行情境解析。情境解析使用了由 Christine Padesky 和 Kathleen Mooney 开发的经典五因素模型：想法、行为、情绪、躯体感觉和情境。虽然你可能已经很熟悉这个解析了，但当聚焦于某个具体情境并识别那一刻自己的想法与情绪时，结果可能仍会让你感到吃惊。情境解析常常可以帮助我们理解这个问题是如何形成并持续存在的。

除了最初的情境解析，本模块还拓展了一些也许不太熟悉的领域。首先，你要分析自己的文化背景如何影响了挑战性问题。其次，需要"陈述问题"，澄清困难所在，并提供令人信服的总结。解析与陈述问题的目的在于更深层地理解**旧（无益的）存在方式**。

本模块的后半部分要采取一些步骤发展**新存在方式**。在明确自身的优势和资源之后，你会发展出一个替代的、基于优势和资源的问题解析方式，即如何利用自身优势解决挑战性问题。最后一部分是目标设定，着眼于目标、障碍、策略，这个方法你可能不太熟悉，推荐使用意象技术来制定目标。

在前6个模块中，模块2最为费时（建议用时：2～3小时），可分配2～3次治疗会谈。

描述解析：五因素模型

如前所述，认知行为治疗中分析问题情境的一个方法，就是从五个相互影响的因素来解析问题。如下所示的五因素模型，突出显示了各因素之间的相互作用，以描述问题是如何发生并得以维持的。外面的大圈代表"情境"，互相连接的小圈代表身处其中的"想法""情绪""行为""躯体感觉"。

五因素模型

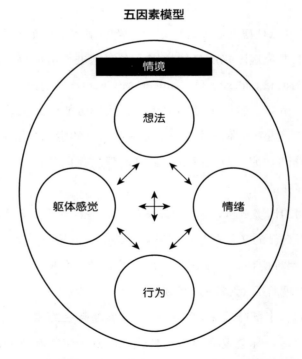

版权所有：认知治疗中心 1986 经许可方可转载

　　"情境"不仅包括即刻的情境刺激，还需要考虑个人成长史、人际交往史、遗传基因、精神／宗教观、文化传承等背景因素。各因素间的双向箭头强调模型内部的交互作用。虽然在本模块中，我们主要关注的是此时此地，但是请记住，认知行为治疗中很重要的一点是更系统地分析背景因素，这样有助于全面了解问题及其根源。

五因素模型概述

1. **环境**：本模型中的环境指的是两个元素：

   a. 负性情绪反应的诱发情境。问问自己："是和谁在一起？""在哪里发生的？""发生了什么事？"情境刺激也可以是一个想法、意象、躯体感觉，或是噪音、气味等感官刺激，具体化情境非常重要。

   b. 过去或现在的背景，如个人经历、遗传基因、宗教、精神面貌和文化背景等。我们将在下一节进一步探讨文化的影响。

2. **想法（认知）**：指在该情境下头脑中突然出现的想法、意象或记忆（自动思维）。正如模块4和模块5中将介绍的，将想法由问题模式转变为陈述模式进行检验会更有帮助（例如，将"如果我不能适应新工作怎么办？"变为"我将适应不了新工作"，将"我如果突发心脏病死掉怎么办？"变为"我想我要心脏病发作死掉了"）。

3. **情绪**：情绪通常可以用一个词来表示，例如悲伤、愤怒、害怕、焦虑、内疚等。

4. **行为**：问问自己："我做了什么？""有什么是之前可以或想做，但没做的？"记住，回避也是一种行为反应。

5. **躯体感觉**：这里主要指生理反应，比如心跳、呼吸、疼痛、头晕、不适、发热、发冷或其他感觉或症状。即使有时很难确定具体的躯体感觉，也要关注一般的身体状况，如疲劳、烦躁、紧张。

✍️ 练习：我的五因素解析

看看戴维和佳耶是如何构建他们的解析，然后模仿完成你的五因素模型，解析你的挑战性问题。识别想法、情绪、行为、躯体感觉时一定要针对具体情境，如果可能，可以回忆最近发生的某个具体情境，该情境诱发了你的强烈情绪反应（情绪反应评分超过50%），这要比简单记录在该情境下出现的感觉和想法有用得多。

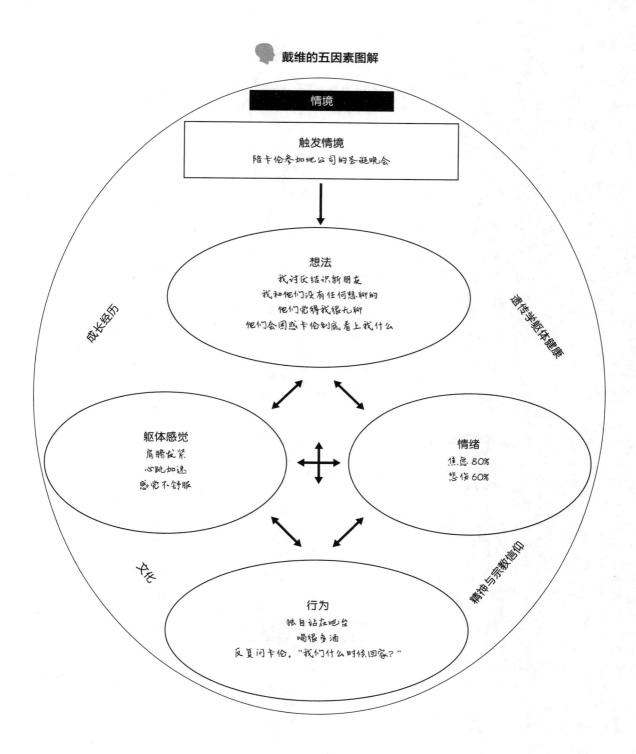

戴维的五因素图解

情境

触发情境

陪卡伦参加她公司的圣诞晚会

想法

我讨厌结识新朋友
我和他们没有任何想聊的
他们觉得我很无聊
他们会困惑卡伦到底看上我什么

躯体感觉
肩膀发紧
心跳加速
感觉不舒服

情绪
焦虑 80%
悲伤 60%

行为

独自站在吧台
喝很多酒
反复问卡伦，"我们什么时候回家？"

成长经历

遗传与躯体健康

文化

精神与宗教信仰

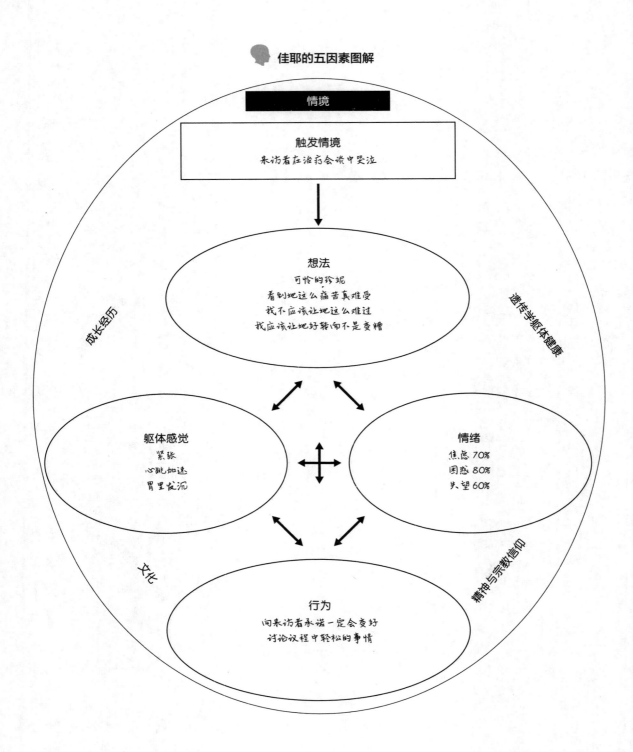

佳耶的五因素图解

情境

触发情境
来访者在治疗会谈中哭泣

想法
可怜的珍妮
看到她这么痛苦真难受
我不应该让她这么难过
我应该让她好转而不是变糟

成长经历

遗传学躯体健康

躯体感觉
紧张
心跳加速
胃里发沉

情绪
焦虑 70%
困惑 80%
失望 60%

文化

精神与宗教信仰

行为
向来访者承诺一定会变好
讨论议程中轻松的事情

我的五因素图解

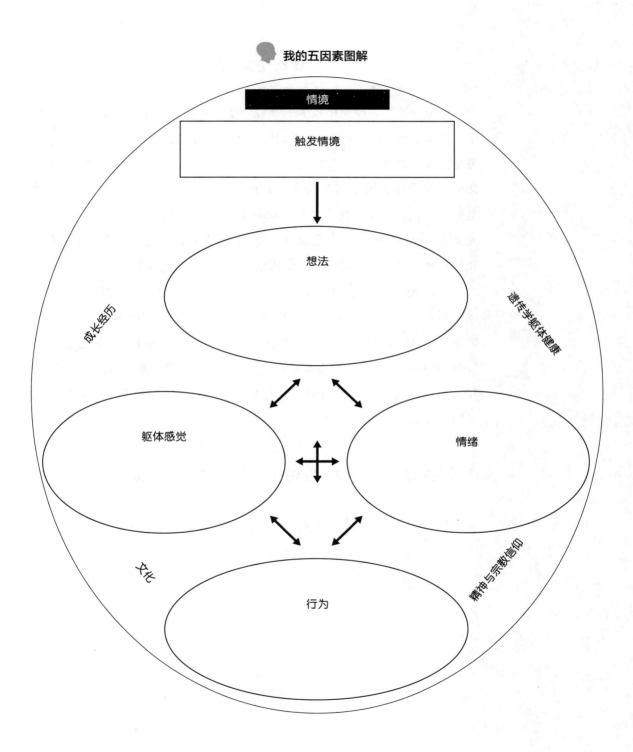

情境

触发情境

想法

成长经历

遗传与躯体健康

躯体感觉

情绪

文化

精神与宗教信仰

行为

什么是文化？

你或许还想在模型中代表"环境"的大圈里探索相关的影响因素。其中，有一个影响因素经常被我们忽略，那就是文化，如果身处主流文化中更是如此。在西方，主流文化有时被描述为英／美文化，那些归属主流文化的个体往往意识不到自己有特定的文化认同，会认为自己的世界观就是准则。我们可将其视为"未觉知的文化偏见"。随着社会日渐呈现出多元文化，认识到自己"文化偏见"的影响很重要，因为这些都可能会影响我们对来自其他文化背景个体的理解，以及他们感受我们的方式。

与代表主流文化的个体相比，不认为自己属于主流文化的个体往往很重视文化。也有人认为，当我们考虑文化时，应该不拘泥于种族、宗教等明显的影响因素，要考虑其他因素。Pamela Hays 介绍了一种"ADDRESSING"的首字母缩略词法，称之为"追根溯源"，以帮助我们记住这一点。使用该方法识别一个人的文化缩影，可以帮助我们觉察认识未知文化偏见的可能。

例子： 雪莉、佳耶、戴维的"追根溯源"文化缩影

看看雪莉、佳耶和戴维的"追根溯源"文化缩影。

雪莉、佳耶、戴维的"追根溯源"文化缩影

	文化维度	雪莉	佳耶	戴维
A	**年龄、年代**：不同年代的人具有其独特的性格、志向、兴趣、生活方式，这影响了他们的关注点和看重的东西。	24 岁 年轻一代 1985—2004	36 岁 失落的一代 1965—1984	57 岁 生育高峰期出生 1945—1964
D	**发育障碍**：比如天生失聪的群体，表达观点时往往代表了独特的文化视角与身份认同。	无		轻度阅读障碍
D	**后天残疾**：慢性躯体疾病、精神疾病、伤害或意外事故。	无特殊		
R	**宗教与精神认同**：在非西方文化中往往更有影响力，对家庭重要性、对女性的态度、对婚姻的理念都是重要的影响因素。	基督教	印度教	不可知论者
E	**民族与种族身份**：随着移民越来越普遍，许多家庭由多个种族构成，影响着家族成员如何融入现居国家。移民家庭出生的孩子可能会经历双重或多重种族身份。	欧洲人	父母来自南亚	欧洲人
S	**社会经济地位**：由受教育程度、收入和职业决定。	职业／中产阶级		
S	**性取向**：异性恋、女同性恋、男同性恋、双性恋。	女同性恋	异性恋	
I	**本土文化遗产**：原住民（在移民、殖民者和移民之前的民族）。	否		
N	**民族血统**：通常指出生的国家。	美国		
G	**性别**：男、女、双性人	女性		男性

探索我们的文化认同

接下来，你将为自己创建一个"追根溯源"的文化缩影。Pamela Hays 建议从例子中所代表的"主流"英／美文化视角来解析，我们的文化越主流，就越有可能：（1）意识不到自己的文化偏见；（2）对属于"少数"文化群体的感受缺乏体验。在填写"追根溯源"文化缩影时，看看是否可以拓展相关信息。

🗣 **例子：**佳耶使用"追根溯源"识别的文化身份

佳耶完成了她的"追根溯源"文化缩影，这让她意识到，二元文化的教育背景对她造成了微妙的或外在的影响。在"种族与种族身份"这一类别，她写道：

> 我的父母都出生于印度的海德拉巴，于1976年移民到美国加利福尼亚州的硅谷。我父亲是工程师，母亲是一名护士。家人都信仰印度教。我出生于美国，童年经常回印度探亲，但现在不常回去了，因为父母觉得不安全。美国发生"9·11恐怖袭击事件"后，一些人的消极情绪影响到了我父母，我母亲在那段时间变得非常抑郁、孤僻。他们经常回忆在海德拉巴的旧时光，但他们在美国生活得很好，周围大多数朋友都具有相似的背景。我嫁给了阿尼施，他的父母也是从印度移民到美国的，我们都很美国化了，但与过去相比，我们现在越来越意识到自己与欧裔美国人在文化认同和生理上的差异。

✍ **练习：** 使用"追根溯源"文化缩影识别自己的文化认同

仿照佳耶的例子，进一步探索具体维度，识别你的文化认同。

使用"追根溯源"文化缩影识别自己的文化认同

A	**年龄、年代：**
D	**发育障碍：**
D	**后天残疾：**
R	**宗教与精神认同：**
E	**民族与种族身份：**
S	**社会经济地位：**
S	**性取向：**
I	**本土文化遗产：**
N	**民族血统（出生国）：**
G	**性别：**

回顾最初写下的五因素解析，雪莉、佳耶、戴维认识到了其文化视角或文化偏见在方方面面产生的不同影响。例如：

> **雪莉：**完美主义与表现焦虑是我所接受的特权教育的一部分。在这种教育模式里，学生必须要表现自己，做出成绩，尽善尽美。

> **佳耶：**我那来自印度的父母一直强调，公开表达情绪是羞耻的。我想知道，这一想法是否导致我急于努力帮助来访者"好转"。

> **戴维：**阅读障碍的经历，让我觉得别人会认为我不够优秀。从与非同代人工作到与我的伴侣和同事交流，可能也会影响我的自我评价，让我觉得自己不合群，需要证明自己。

✍️ **练习：** 在五因素解析里增加文化因素

在生活中，文化背景如何影响你的人生？重新审视你最初的五因素解析，加入所有跟自己相关的文化因素。

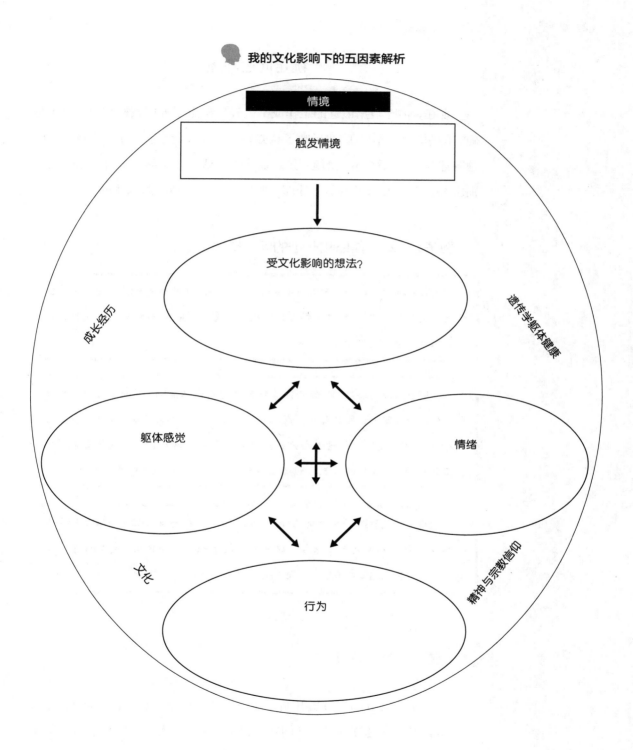

我的文化影响下的五因素解析

情境

触发情境

受文化影响的想法？

成长经历

遗传与躯体健康

躯体感觉

情绪

文化

精神与宗教信仰

行为

确定问题陈述

现在，你已根据最近的工作或个人经历确定了五因素模型，下一步是确定问题陈述，问题陈述反映了认知行为治疗"此事引彼事"的观点。问题陈述应：①总结问题情境；②记录行为、认知、情绪、躯体成分；③识别影响。下表展示了雪莉、佳耶、戴维是如何明确问题陈述的。

例子： 雪莉、佳耶和戴维的问题陈述

> 雪莉：我回避在团体督导中讨论自己的案例，因为我感到焦虑和担忧，担忧自己可能做错事，其他人会看不起我。这导致我收到的反馈越来越少，对自己做的事越来越不自信。

> 佳耶：在治疗会谈时，每当注意到来访者有情绪波动，我就会变得非常焦虑，感觉全身紧张，胃部恶心。我认为来访者会一直感到苦恼，我当时脑子里有个想法——我是一个糟糕的治疗师，甚至是一个坏人。于是我便会试图回避潜在的烦恼，例如减少关注情绪上的内容或尝试让来访者感觉更好。

> 戴维：当我受邀参加社交活动，见到陌生人，我会想象别人可能会好奇卡伦和这么一个无聊的老家伙在一起干吗。我害怕这样的情况，感到焦虑、全身紧张，总想找借口不参加，反复琢磨我应该对别人说些什么。

练习： 我的问题陈述

从运用你的五因素解析开始，在下面的方框中写出自己的问题陈述。将解析转变为问题陈述，包括问题的组成部分：行为、躯体、情绪、认知

等因素；诱发问题的情境；以及这些对你造成的影响。

我的问题陈述

识别优势

之前的练习都要求识别诱发情绪反应的问题情境，并确定问题陈述。通常我们更多地关注自己做错了什么，并为此内疚自责，却很少关注那些应对良好、甚至大放异彩的情境。接下来的练习中，我们将从不同的视角探索你作为治疗师或个人的经历，识别并列出优势清单，构建一个基于优势的解析。通常，寻找优势的最佳方式是回想令你感到自信的领域，或令你享受的活动，比如健身、烹饪。Christine Padesky 和 Kathleen Mooney建议，将你的优势搜索视为个人的"人才挖掘"一样。你的"X 因素（优势）"是什么？优势可以是各种类型，比如解决问题的能力、幽默感、高智商、手巧或身体灵活等。思考一下你的个人价值观、精神和文化优势，文化优势可以是牢固的家庭纽带、良好的精神面貌，或者职业道德。

例子：戴维识别出的个人优势

> 我的优点是有着特殊的幽默感、身为一个心理学家的共情力和心理的洞察力、对"他人"真正的兴趣，以及探究为什么他/她是这样一个人。

✍ **练习：** 识别我的优势

在下表中记录你的优势，如果觉得有困难（很多人都这么认为），向朋友或家人寻求建议，你可能会惊讶于他们竟能说出你那么多的优势！

我的优势

发展基于优势的解析

为了构建基于优势的解析，我们需要通过"内心"或"直觉"层面的体验，来让优势"真实"地存在：我们的理念是创造一种体验式的认识，认识到自己是如何在情绪、认知和躯体上体验这些优势的。接下来，带着优势感，回到我们在五因素模型中确定的问题情境，在脑海中重温问题情境，设想若优势取向的记忆与感觉在你的身心占主导地位，你将如何接近并体验它。

✍ **练习：** 我基于优势的解析

在回顾了戴维优势取向的解析之后，构建你基于优势的解析。回到问题情境中，让优势体验融入你的身心，想象自己立足于自身优势，感受这个问题情境。看看能否重绘你的图解，情绪体验和躯体感受如何？基于优势的想法和行为分别是什么？在接下来的几周里，不断用你新认识的优势来拓展清单。

小贴士：记住你的优势，因为在实践推进的过程中，你需要专注于这些优势。

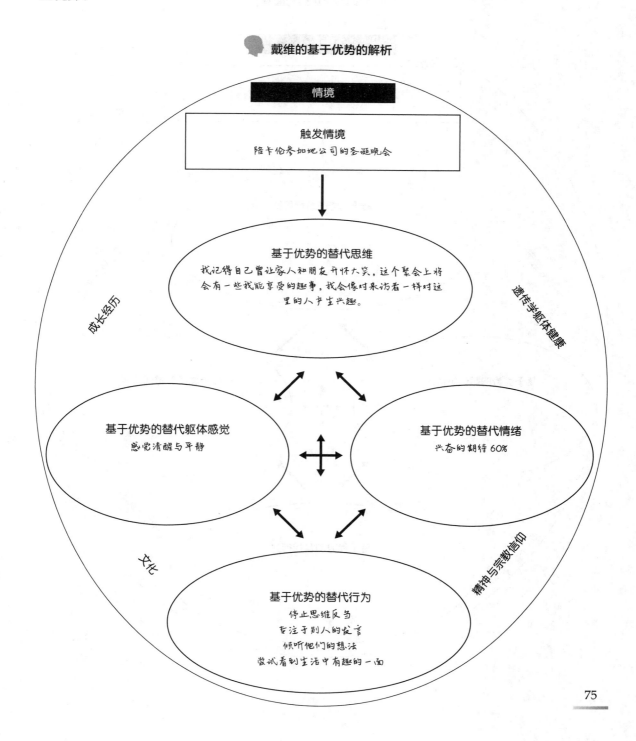

戴维的基于优势的解析

情境

触发情境

陪卡伦参加地公司的圣诞晚会

基于优势的替代思维

我记得自己曾让家人和朋友开怀大笑，这个聚会上将会有一些我能享受的趣事，我会像对来访者一样对这里的人产生兴趣。

成长经历

遗传学和身体健康

基于优势的替代躯体感觉

感觉清醒与平静

基于优势的替代情绪

兴奋的期待60%

文化

精神与宗教信仰

基于优势的替代行为

停止思维反刍

专注于别人的发言

倾听他们的想法

尝试看到生活中有趣的一面

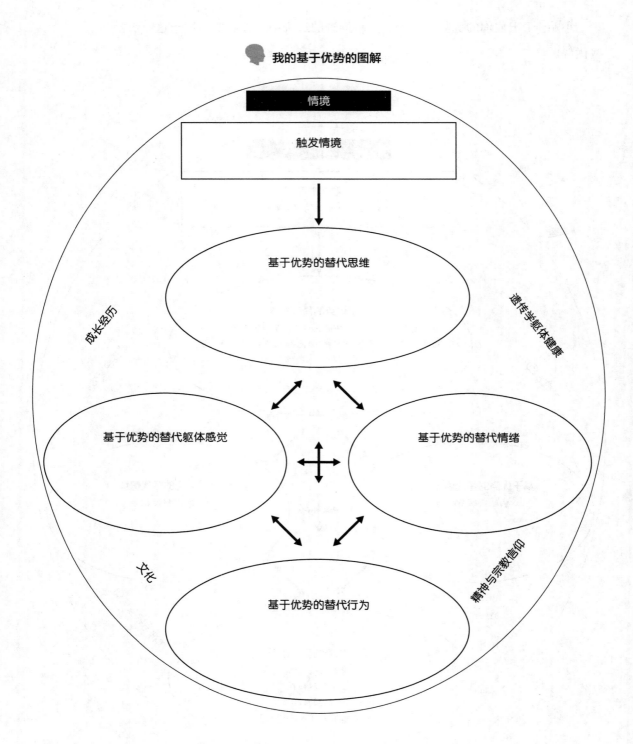

我的基于优势的图解

情境

触发情境

基于优势的替代思维

成长经历

遗传学躯体健康

基于优势的替代躯体感觉

基于优势的替代情绪

文化

精神与宗教信仰

基于优势的替代行为

设定目标

现在，你的脑海中有了五因素解析、问题陈述、自我优势，该设定两三个目标了。根据你的选择，关注"治疗师自我"或是"个人自我"，来设定治疗师目标或个人目标。设定治疗目标有时看起来更像是刻板的练习，其实大可不必如此。我们可以使用意象技术，"唤醒"对自己未来的愿景，这个愿景可以帮助我们想象自己希望未来的生活具体有何不同。在下面的例子中，佳耶和戴维使用意象技术，想象自己在 SP/SR 训练结束时的状态，那时的他们对现在的问题情境充满自信和轻松。

🗣 **例子：** 佳耶的治疗师目标

> 1. 鼓励惊恐障碍的来访者在治疗会谈中进行惊恐诱发试验。
> 2. 当来访者开始感到不安时，允许他／她停留在这种情绪中，而非立刻尝试让他／她情绪好转。
> 3. 即使来访者感到痛苦，仍坚持让来访者实施暴露与反应预防，以获得最佳学习效果。

🗣 **例子：** 戴维的个人目标

> 1. 在接下来的3个月里，当卡伦叫我陪她去参加工作上的应酬时，答应她而不是立刻找借口拒绝。
> 2. 当参加下一次聚会时，至少与两个陌生人交谈。

✍️ 练习：使用意象技术设定我的目标

在这个意象练习中，给自己几分钟安静、不被打扰的时间。阅读下面的说明，然后闭上眼睛，想象自己已经成功完成 SP/SR 训练，并记录你的体验和感受，根据这些体验来设定自己的目标。

你已经完成了 SP/SR 训练，成功解决了问题，发挥了自己的优势与资源。对自己的问题有了新视角，并学会了新技能。你的感觉如何？在身体的哪个部位体验到了这种感受？设想你在通过摄像机观察自己，当再次身处问题情境中，你的行为有何变化？仔细地观察，你的应对方式有何不同，并产生了哪些不同的感受和想法。在下面的方框内加以记录，将这些新的行为、想法、躯体感受、情绪等转化为你的目标。

意象记录：

我的目标：

1.

2.

3.

优化目标

制定一个 SMART 目标，有助于进行动态监测、评估目标进展，SMART 代表着具体（Specific），可评估（Measurable），可实现（Achievable），相关（Relevant），具有时限性（within a Timeframe）。

练习： 我的 SMART 目标

创建 1 ~ 2 个 SMART 目标，你可以看看佳耶是如何使用 SMART 原则优化她的初始目标的。

> 佳耶的一个初始目标是"鼓励惊恐障碍来访者在一次治疗会谈中进行惊恐诱发试验"，使用 SMART 原则修订目标之后，她确定了清晰、可评估的短期目标（1个月）、中期目标（4个月）、长期目标（9个月）。

在了解了佳耶的优化目标之后，你就可以使用 SMART 原则优化自己的目标了。

佳耶的第一个优化目标

初始目标 [优化之前]： 鼓励惊恐障碍来访者在治疗会谈中进行惊恐诱发试验。	**可实现的**：你的目标是可实现的吗？是否高出你目前的水平但又切实可行？ 如果能够得到督导师的帮助，我相信自己的目标是可实现的，并且我相信督导师会帮助我。
具体：你的目标是具体的吗？什么时候开始，需要多少时间，哪些资源等能够实现这个目标？ • 与督导师讨论这个目标。 • 每天总结回顾。 • 第一个月，选择两个惊恐障碍的来访者，在月底对他们进行惊恐诱发试验。 • 继续对后面的来访者使用惊恐诱导技术。	**相关**：你的目标是否与生活直接相关并可以使之井然有序？你希望能很快做些什么来发生真正的改变？ • 与我作为治疗师的能力和自信相关。 • 复习惊恐障碍治疗的文献，通过在角色扮演中练习惊恐诱导技术，或者观看 DVD 来增强信心与能力。
可评估：你将如何衡量目标进展？如何知道目标已经实现？ • 在治疗会谈前后评估使用惊恐诱发技术的自信程度。 • 在治疗会谈前后评估自己的焦虑水平。 • 依据来访者的反馈与督导中的进展评估效果。 • 记录并观看治疗会谈小结。	**具有时限性**：你想在何时完成目标？先设立短期目标，再设定中长期目标会有助于评估进展。 • 短期目标（1个月）：月底前完成 2 次惊恐诱发。 • 中期目标（4个月）：对惊恐障碍来访者使用惊恐诱发时体验到自信（8/10）。 • 至少对我治疗的 80% 的惊恐障碍来访者使用惊恐诱发技术。 • 长期目标（9个月）：惊恐诱发技术与我的治疗计划完美融合。

🗣 我的第一个优化目标

初始目标［优化之前］：	**可实现的：**你的目标是可实现的吗？是否高出你目前的水平但又切实可行？
具体：你的目标是具体的吗？什么时候开始，需要多少时间，哪些资源等能够实现这个目标？	**相关：**你的目标是否与生活直接相关并可以使之井然有序？你希望能很快做些什么来发生真正的改变？
可评估：你将如何衡量目标进展？如何知道目标已经实现？	**具有时限性：**你想在何时完成目标？先设立短期目标，再设定中长期目标会有助于评估进展。

🧠 我的第二个优化目标

初始目标 [优化之前]：	**可实现的**：你的目标是可实现的吗？是否高出你目前的水平但又切实可行？
具体：你的目标是具体的吗？什么时候开始，需要多少时间，哪些资源等能够实现这个目标？	**相关**：你的目标是否与生活直接相关并可以使之井然有序？你希望能很快做些什么来发生真正的改变？
可评估：你将如何衡量目标进展？如何知道目标已经实现？	**具有时限性**：你想在何时完成目标？先设立短期目标，再设定中长期目标会有助于评估进展。

目标达成的策略

设定目标很重要，但研究显示，如果对于目标达成没有制定具体的措施，没有克服障碍加以实施，目标设定的效果将非常有限。为了实现这些目标，你需要做什么？你打算怎么做？

 例子： 佳耶目标达成的策略

我的目标达成策略

我将采取哪些步骤来实现目标？

- 把我的计划告诉督导师，将其设为督导计划的固定项目。
- 与一个同事确定固定的练习时间进行角色扮演。
- 寻找资源，比如惊恐诱发的视频演示。
- 确定具体的时间观看视频演示。
- 在惊恐诱发治疗会谈前，反复回想我运用该技术成功治疗其他来访者的经历。

我可能遇到哪些阻碍？

- 来访者情绪反应的强度越高，进行有挑战的暴露练习越有难度。

我打算如何克服这些障碍？

- 为自己制作一张提示卡，列出治疗干预技术的明确证据，比如惊恐诱发技术。并在治疗前反复阅读这个卡片。
- 在治疗开始前，回想我的成功经历。

✍ 练习: 我的目标达成策略

运用意象技术, 想象你将采取什么措施来实现目标, 设想在某个情境下你可以看到自己的进步, 直面困难并勇于克服。你会做什么? 打算怎么做? 可以使用哪些内部或外部资源?

我的目标达成策略

我将采取哪些步骤来实现目标?

我可能遇到哪些阻碍?

我打算如何克服这些障碍?

自我反思

　　将五因素模型应用于自身的感觉如何？你识别出的触发情境是什么？对于触发情境、想法、行为、躯体感觉、情绪，以及它们之间的关系，你觉察到了什么吗？有没有什么新发现？

_____

_____

_____

_____

_____

_____

_____

_____

　　本模块中，你已经以三种不同的方式运用了五因素模型：理解自己的问题（问题情境），融入文化认同，发挥优势。这些不同的用法如何影响你理解自己、看待问题的视角？哪一个特别触动你？

_____

_____

_____

_____

_____

_____

_____

有没有这种可能，五因素模型（包括优势）改变了你看待自己或问题的视角？如果有，改变是如何发生的？

_____

_____

_____

_____

_____

_____

_____

_____

_____

思考使用五因素模型阐释困难领域的方法，有没有什么是你想在临床实践中分享的？若要分享，有什么困难吗？

_____

_____

_____

_____

_____

_____

_____

_____

_____

在问题陈述中，你做了什么？这个练习有用吗？如果有，你将如何把它纳入你的临床实践中呢？

_____

_____

_____

_____

_____

_____

_____

_____

_____

我们在多项练习（比如发挥优势、目标设定、制定策略）中使用了意象，对此你感觉怎么样？这样做和以往有什么不同吗？如果有，具体是什么区别呢？根据你对理论或临床研究的了解，你认为意象的价值是什么？

_____

_____

_____

_____

_____

_____

_____

_____

_____

回顾一下到目前为止的自我反思体验，在使用这本工作手册的过程中，你是否遇到了什么困难？为了更容易地完成计划，有什么你可以做的事情吗？

_____

_____

_____

_____

_____

_____

_____

_____

_____

本模块中，你希望记住的最重要的收获是什么？

_____

_____

_____

_____

_____

_____

_____

_____

_____

模块 3

运用行为激活改变行为模式

……对个人和专业而言，都有些令人耳目一新的发现。如果和对来访者的治疗联系起来，我想我更愿意将行为激活描述为"实验"。首先"让我们看看会发现什么"（我自己的经验证明，我们真的无法预测会发生什么），然后花费较多的时间，探索来访者使用行为激活的体验，而不要迅速地推动到下一步。

——SP/SR 参与者

探索和改变行为模式是治疗抑郁症来访者的第一步。尽管你可能并不抑郁，行为激活仍然是一种用来管理情绪的有用方法。在心理治疗中，我们也经常从行为干预开始（比如行为激活），因为来访者经常发现这是更容易理解和掌握的，这也是我们在工作手册中将行为激活作为第一个自我实践项目的原因。

抑郁体验是很难复制的。然而我们中的许多人，即使不抑郁，也很难做想做的或对自己有益的事。最重要的是，大多数人在和自己"必须"要做的事情做斗争。

增加行为激活和减少回避行为是改善来访者情绪的强有力的策略，不过需要注意在治疗中引入行为激活技术的方式。许多来访者会被告知要"振作起来"或"只管继续做下去"，但是更重要的是，我们需要以一种善意的、理解的方式，鼓励来访者付诸行动。如果我们的理解是由内而外的真正意义上的理解，来访者尝试并做出改变的效果可能会更好。

我们许多的活动、行为和模式是自动的或惯性的，而不是有意识的。

如果想改变这些行为，那么首要任务之一，就是提高对这些行为模式及其对情绪影响的认识，这是活动和情绪日记的目的所在。

💬 例子：佳耶的活动和情绪日记

佳耶完成了她的活动和情绪日记。她尽可能准确地记录，并发现这增加了对自己行为模式的认识，也注意到了行为和情绪之间的联系。值得注意的是，她选择了监测和评估三种情绪：抑郁、焦虑和愤怒，因为这些情绪与她的挑战性问题密切相关。下面是佳耶第一天（星期一）的活动和情绪日记。

佳耶的活动和情绪日记

	第一天—星期一
7：00	起床，吃早饭，想着首先要接待的那个问题复杂的来访者 抑郁：3　焦虑：6
8：00	开车去上班，听我喜欢的 CD 抑郁：2　焦虑：4
9：00	见来访者，治疗进行得不错，感觉这周有个好的开始 抑郁：0　焦虑：0
10：00	和管理者开会，想和他讨论进一步的培训。但没有说出口，在回避提到它。 抑郁：4　焦虑：2
11：00	与来访者的最后一次治疗会谈，做得很不错 抑郁：0　焦虑：0
12：00	补治疗记录，给来访者回信，忙得没时间吃饭，为此烦恼。 抑郁：2　焦虑：3　生气：2
13：00	与来访者做治疗，计划在会谈期间实施行为实验。来访者带来了新的议题，我开始处理这个。意识到我们似乎合谋回避了行为实验。 抑郁：5　焦虑：4　对自己生气：3

14:00	与新的来访者做治疗,进行得还不错,但是脑子里仍在琢磨前面的治疗会谈。 抑郁:4　焦虑:3
15:00	来访者没来做治疗,决定溜出去买饼干让自己开心一下。回诊所的路上吃了半盒饼干。 抑郁:6　焦虑:2
16:00	与来访者做治疗,做得还不错,但是感觉效果甚微,努力去理解他的感受。 抑郁:5　焦虑:2
17:00	打算去体育场锻炼,但感到十分烦闷,就想回家,索性直接回家了。 抑郁:5　焦虑:0
18:00	做晚餐,尝试新的菜谱,还不错。阿尼施也赞不绝口。 抑郁:3　焦虑:0
19:00	给阿尼施打电话,问事情进展得如何,聊工作中糟糕的一天,他也有类似问题。做周末计划。 抑郁:1　焦虑:1
20:00	好好洗了个热水澡,看杂志 抑郁:1　焦虑:0
21:00	上床睡觉,决定不熬夜,和阿尼施一起看电影 抑郁:1　焦虑:0

✍️ **练习:** 我的活动和情绪日记

现在轮到你来记录接下来4天所做的事情,以及你所经历的情绪波动。选择2～3种情绪,这些情绪在你的挑战性问题上困扰着你,在活动和情绪日记中评估情绪强度。

我的活动和情绪日记

	第 1 天	第 2 天	第 3 天	第 4 天
7:00				
8:00				
9:00				
10:00				
11:00				
12:00				
13:00				
14:00				

15:00	16:00	17:00	18:00	19:00	20:00	21:00	22:00	23:00

✍️ **练习：我的活动和情绪日记回顾**

看看在过去的几天里，你是否注意到自己行为或情绪的模式？你的情绪在一天中或几天之内有变化吗？一天中是否有特定的时间处于困境，或者某些活动与情绪低落、焦虑、愤怒和其他情绪有关？在你情绪低落时，甚至感到沮丧时，如何应对这个问题？这在短期内有帮助吗？那么长期呢？

我的活动和情绪日记回顾

当我们做诸如活动和情绪日记这样的练习时，在注意到那些无益的情绪和行为，或者在回避某些活动时，我们（和我们的来访者）很容易苛责自己。通常你对自己的态度是什么？你是否对自己所作所为或者未做过的事情持自我批评的态度？还有什么别的选择吗？这些对你有何影响？

```
┌─────────────────────────────────────────────────┐
│                 我对自己的态度                    │
│                                                  │
│                                                  │
│                                                  │
│                                                  │
│                                                  │
│                                                  │
│                                                  │
│                                                  │
│                                                  │
│                                                  │
└─────────────────────────────────────────────────┘
```

例子： 计划可代替的、令人愉悦的或必要的活动

下一步是计划一个其他的可能更有益的行为或活动，这些行为或活动会被安排在关键时刻，以代替那些无益的行为或活动。例如：

佳耶指出，当晚上情绪低落时，她经常会把自己隔离起来，在浴缸里待几个小时或者很早就睡觉。她意识到有几个晚上她回避和阿尼施待在一起，然而有时他们会一起做些事情，这时她的情绪通常会改善很多。

戴维发现当晚上感到焦虑时，他会花数小时上网，很晚才上床睡觉，这样一来他的焦虑会有所缓解，但也导致第二天常常犯困。当完成活动和情绪日记后，他决定关注自己上网的状况，反思他的情绪，做一些更有益的事，比如给朋友打电话讨论他的想法。

✍️ **练习：** 确定可代替的、令人愉悦的或必要的活动

首先，列出一些通常让你感到愉悦的、改善情绪的活动，比如与朋友外出、散步或游泳、读书、骑自行车、参加尊巴舞兴趣班，诸如此类。

其次，需要列出必须要做的事情（或者"可以"做的），但对你来说可能不是那么愉快，例如打扫房间、支付账单或者换个物业公司。这些事情做起来可能比较困难，不管是因为计划、动机、时间、精力、习惯还是回避倾向。你可能能列出一些活动，这些活动覆盖了你在模块2中列出的优点和长处。

令人愉快的和必要的活动

通常会令人愉快的活动

通常是必要的活动

练习： 创建逐级的令人愉悦的和必要的活动

你已经确定了接下来几天要做的令人愉悦的和必要的活动，下一步是把它们按照从难到易的顺序排列，这样做会让你更容易在接下来的练习中安排一周的活动计划。

确定令人愉悦的和必要的活动的等级

最难

中等难度

最容易

✏️ 练习：计划愉悦的和必要的活动

在计划表中，把你刚刚发现的一些愉快的和必要的活动安排在接下来的一周中，并确定具体的时间、人物、地点（什么事、哪里、什么时候、和谁在一起），包括一些你认为可能喜欢做的（但还没做）和需要做的事。根据所确定的难易程度等级，把大部分时间计划花在最容易的活动上，然后囊括进一些中等难度的活动和至少一个或两个最难的活动。确定做这些活动的具体时间，这可能比做通常习惯做的事情更有益。举个例子，当你发现在一天辛苦的工作之后，躺在沙发上会让情绪更糟糕，那就计划一个过去会让你感到愉快，或者带给你更大的成就感的代替的活动。

在接下来的一周实施这些活动

在接下来的4天里安排这些活动，并记录是否实施，同时要记录下做这些活动时的心情或情绪，努力本着开放和实验性的精神去做。当进行这些活动时，最好是全身心地投入进去，而不是只关注对活动的评估。

我的愉悦的和必要的活动的计划

	第 1 天	第 2 天	第 3 天	第 4 天
早晨 什么事？ 在哪里？ 和谁？ 什么时候？				
下午 什么事？ 在哪里？ 和谁？ 什么时候？				
晚上 什么事？ 在哪里？ 和谁？ 什么时候？				

练习： 回顾我的活动

在记录4天后，花一些时间反思一下你的活动计划，然后完成下列问题。

回顾我的活动

有任何让你感到惊奇的事吗？你确定了一些具体的模式吗？或者获得的成功，即使是小的成功？

将你监测到的最近4天和最初4天的活动和情绪记录进行比较，发现什么不同了吗？

你是否发现自己有时可以做一些比过去更有益的事情？

自我反思

现在你已经有了制订计划和行为激活的经验，回顾一下获得的经验和收获是很有用的。

_____

_____

_____

_____

_____

_____

_____

_____

_____

在监测自己活动和情绪时有什么发现？你是否能很容易地觉察到当时的任何想法、其他感受或情绪？还是后来记起来的？

_____

_____

_____

_____

_____

_____

_____

_____

_____

当情绪低落或有其他负性情绪时，你是否能够识别出你是如何做出反应的（包括所采取的回避的或无益的行为）？如果是，对"发现"这一点，你感觉如何？

_____

_____

_____

_____

_____

_____

_____

_____

_____

_____

需要注意的是：（1）列出你可能一直在回避的令人愉悦的活动或行为的清单；（2）计划改变你的行为来做这些活动。你能完成计划吗？如果不能，是什么在阻碍着你？

_____

_____

_____

_____

_____

_____

_____

_____

有没有让你惊奇的事？行为激活有多困难？什么因素会使它变得更容易或更困难？（如果你确实抑郁了，这又会有什么不同呢？）

_____

_____

_____

_____

_____

_____

_____

_____

_____

你能想起自己曾经很艰难地"推动"一位来访者的经历吗？本模块中有没有什么部分可以解释为什么他／她那么难以投入治疗或从治疗中获益？

_____

_____

_____

_____

_____

_____

_____

_____

_____

当你由内而外地体验了行为激活之后，在将来治疗来访者时，你是否能想到至少在一件事情上会有所改变？

_____

_____

_____

_____

_____

_____

_____

_____

_____

你是否通过这个模块学到了什么重要的东西？

_____

_____

_____

_____

_____

_____

_____

_____

模块4

识别无益的思维和行为

我被自动思维的强度和情绪反应的力量所震撼。这是我经常让来访者做的事，而我自己却从未尝试过，这让我有很大触动。如果有人读到我写的自动思维，我可能会感到很不舒服，但作为治疗师，我希望来访者能自由地做这个练习。在治疗中，我一般会谈到自动思维和情绪可能很难识别和区分，但并没有谈及如果分享这些，可能会感到尴尬甚至羞愧。

——SP/SR 参与者

我们每个人，不论是临床工作者还是来访者，都会陷入某种思维和行为模式，这种模式维持着我们无益的信念和行为，使问题得以持续存在。在本模块中，我们开始聚焦于一些在挑战性情境中出现的特定负性自动思维。"自动思维"指的是那些经常在我们脑海中出现的一系列想法和意象，绝大部分是平时我们都没有注意到的。然而，当我们有意识地去注意时，也可以觉察到它们，就像在模块2中的那样。

在经典认知行为治疗模型中，负性自动思维是核心，被认为对当下的情绪和躯体感受有重要影响，并在维持行为方面起着关键作用。负性自动思维通常是特定的，对个体而言承载了特别的意义和解释，这些意义可以进一步检验。负性自动思维通常被认为是"无益"的想法，以强调它们对问题维持的作用。作为认知行为治疗师，我们对这些想法的**作用**和思维**内容**一样感兴趣。在第二部分，我们将着眼于"更深层"的认知水平（例如潜在假设），以及如何创造更多有益的思维模式来融入**新存在方式**。

同样，在本模块中，我们将注意力转向识别潜在的思维模式或行为模式（例如，回避、选择性关注），这些模式可能会违背我们在各种情境下的真正意愿。这种"跨诊断"的理念主要反映了认知行为治疗对不同疾病共性的潜在模式的认识，并启发一些作者开发了跨诊断的评估和治疗方法（见第2章）。在这种情况下，我们绘制出"维持循环"这一描述和分析问题的途径，该途径可以有力地证明我们是如何陷入一种无益的思维和行为的恶性循环中的，这种循环又如何使无益的情绪和行为模式得以维持。

识别负性自动思维

第一个练习是识别和记录你在数个问题情境中的负性自动思维。由于识别和记录的方法相同，所以仅做一次说明。

识别负性自动思维的一个重要原则是具体化。回想一个近期经历的具体的困难情境，这个情境会诱发中等强度（40% ~ 90%）的情绪反应，然后运用思维日记（如下例）进行具体记录。如果你发现自己很难捕捉到情绪和想法，可以尝试用想象来帮助你回忆：闭上眼睛，尽可能地想象你当时的情境，越具体越好。为了检验想法（模块5），你需要将问题转化为陈述句。例如，把"为什么我这么缺乏条理？"转变为"我是如此缺乏条理。"陈述句是可以检验的，而问题不是。

为了识别深层含义，"剖析"最浅层的自动思维很有价值。一种方法是使用"箭头向下"技术，其目的是探索"更强烈"更深层的自动思维的意义，这些想法通常与强烈的情绪反应联系在一起，识别强烈的情绪和"热点认知"，有助于促进治疗的改变。通过箭头向下技术，我们会问自己一系列问题来探索自动思维的意义，例如："如果这是真的，对我意味着什么？""它是什么意思？""将来会发生什么？""最糟糕的结果可能会是什么？"佳耶的例子展示了如何使用箭头向下的提问技术来探索深层意义。

例子： 佳耶运用箭头向下技术

情境

我注意到在案例督导时，当和督导师一起查看最近的治疗记录时，我的情绪会突然低落。我的督导师点评了我的治疗，说我有点像一条小猎犬，应该慢下来，运用更多的共情。

最初的想法	探索更深层含义或解释的问题
她认为我不是个合格的治疗师。	
⇩	如果这是真的，这对我或者我的未来意味着什么？
我已经学习了一年时间，我认为我不擅长做这个。我根本不是个称职的治疗师。	
⇩	如果这是真的，这对我或者我的未来意味着什么？
我得辞职，重新找别的工作。我不知道自己还能做什么。	
⇩	这对我来说意味着什么？
我是个失败者，我一事无成。	

　　箭头向下的提问技术让佳耶认识到，自己是如何根据督导师的评价来做出判断的。她对点评的情绪反应比预想的大很多，但"箭头向下"技术帮助她理解了其中的原因。她匆忙做出结论，预测将来，并给自己贴标签，难怪当她"沉入谷底"时如此沮丧。本模块的后半部分会讨论这些无益的思维模式。这里很重要的一点是，箭头向下技术揭示了佳耶的思维模式——而不是创造了它。

　　当你对自己或来访者运用这些技术时，需要注意的是，不要强加那些不存在的或不真实的含义。要以一种微妙的、推测的方式提问，尝试理解这些想法对个人的意义。无论是问来访者还是你自己，这样做的过程会唤起强烈的情绪，关键要以一种接纳和慈悲的态度去体验和识别这些情绪。佳耶发现自己在这方面存在困难，因为督导师点评了她的"猎犬风格"，她习惯于在想法之间跳来跳去，而不去识别来访者被唤起的情绪反应。她还注意到，在觉察自己的想法时，她也遵循了类似的模式。

练习：我的思维记录

首先来看一下佳耶是如何完成她的想法记录的。

佳耶的初始目标之一是尝试理解自己作为治疗师的工作模式，特别是回避来访者强烈情绪的方式。本周，她注意到自己陷入了一种熟悉的无益于来访者改变的行为模式。她完成的思维记录详细描述了她在一次治疗会谈中的经历。

使用同样的思维记录表，在接下来的一周里，看看你能否完成两种不同情境下的思维记录。

😊 佳耶的思维记录

情景或触发事件——哪里，什么时候，和谁，具体时间，发生了什么？触发事件可能是一个人的想法，身体感觉，记忆，声音或者暗示。	情绪 通常人们倾向用一个词表达情绪，但是实际上可能有几种情绪混合在一起。评估情绪的强度（0～100%）。	当时出现在你头脑中的想法、意象、记忆。评估对这些想法的相信强度（0～100%）。通过运用"箭头向下"提问技术来探索想法的含义，比如，"作为一个人，作为一个朋友／母亲，这对我意味着什么？这有什么坏处呢？这对我的生活和未来意味着什么？如果别人知道，他们会怎么看我？最糟糕的结果会是我？"		
和一位您得未治者做治疗。我们同意进行过呼吸试验，随着时间的推移，我发现自己越来越紧张。	焦虑（65%）担心（70%）对自己恼怒（85%）	我应该进行这个过呼吸试验，但我感到害怕（75%）我不是个合格的治疗师（80%）我将使未治者变得更糟或可能伤害他（70%）		
是哪个想法诱发最强烈的情绪？				
我是个不合格的治疗师。				

我的思维记录

情景或触发事件——哪里，什么时候，和谁，发生了什么？触发事件可能是一个侵入的想法、身体感觉、记忆、声音或者暗示。	情绪 通常人们倾向用一个词表达情绪，但是实际上可能有几种情绪混合在一起。评估情绪的强度。（0～100%）	当时出现在你头脑中的想法、意象、记忆。评估对这些想法的相信强度（0～100%）。通过运用"箭头向下"提问技术来探索想法的含义，获得关于自己、世界、他人的信念，比如，"作为一个人，作为一个朋友/母亲，这对我意味着什么？这有什么处？这对我现在的生活和未来意味着什么？如果别人知道，他们会怎么看我？最糟糕的结果会是什么？"

是哪个想法诱发最强烈的情绪？

无益的思维和行为模式及过程

本模块的第二部分较少关注思维内容，更多关注思维和行为的**模式**，以及维持挑战性问题存在的潜在**过程**。研究者确定了一系列常见的模式和过程，如逃避、回避和难以察觉的安全行为，这些行为可能会强化无益的思维，并阻碍任何新的学习，这些潜在模式的作用就是把我们困于"泥沼"中。

在处理无益的思维和行为过程时，我们的任务是看看是否能识别出任何使问题维持延续的普遍模式。5种常见的无益模式具体包括：①认知偏差；②选择性关注；③回避或逃避；④具体的安全行为；⑤无益的思维反刍。

认知偏差

在思维模式上我们都存在偏差，就像相机镜头选择特定画面拍摄。认知偏见包括灾难化、夸大或缩小、全或无、个人化（自责）、读心术、算命、过度概括、把情绪看成事实、贴标签和否定积极的东西。在不同时间、不同情绪状态下，我们都有一两个"偏爱的""特殊的"认知偏差。

下面描述了最常见的认知偏差，并举例说明了它们是如何在现实生活中发挥作用的。

常见的认知偏差

灾难化

惯于假设最坏的情况。通常个体会遵循一种思维的链条，从一个微小的负性或中性信息联想到最糟糕的情况（可以是言语，也可以是意象的形式）。例如：

我的老板对我的支出费用单有所质疑，他一定认为我在试图欺骗公司。

我会被解雇，会被吊销职业执照，会失业。我永远不会再有工作，我的妻子将会离开我，我的孩子将会因为我而感到丢人。

夸大或缩小

夸大一个消极事件的重要性和／或低估一个积极事件的重要性。例如：

我终于和新同事讲话了。他们邀请我在圣诞夜外出聚会，对此我不是很感兴趣。我和他们说话时磕磕巴巴，这意味着他们永远不会接纳我。

全或无思维

看待事物从一个极端到另一个极端，没有看到中间地带。例如：

我知道我追求完美，但我不想改变，因为我要确保自己在任何时候都是完美的，要不然就会以把事情搞砸，陷入困境告终。

个人化（自责）

假定对某个结果负有全部责任，而该结果实际是由一系列因素所导致的。例如：

工作聚会很无聊，气氛也很怪异。这都是我的错，因为是我订的饭店，我把大家的聚会搞砸了。

读心术

假定知道别人在想什么，有时可能是对别人真实想法非常负面的解读。例如：

当我的上司看了我的治疗录像带，发现我错过了来访者的一个重要回应时，他会认为我是一个不称职的治疗师，甚至可能会炒我鱿鱼。

算命

与读心术相似，它包含了一个假设，即你的信念是正确的，而实际上你并没有能力知道真相。在这种情况下，你知道未来会发生什么。例如：

当见到我男朋友的父母时，他们不会喜欢我，也会质疑他为什么会和我在一起。

过度概括

根据一些小的感知证据形成关于事物（常常是自己）的信念。比如：

我竟然没能在周日烧烤时点着火，我永远不可能成为一个好的治疗师或一个好父亲，我每件事都会做得很糟糕。

贴标签

根据片面信息，如一次偶然的行为，就对自己或他人下整体判断，这是一种极端化的"全或无"思维或概括。例如：

我忘记了妻子的生日，我是个失败者，是个讨人厌的粗心大意的人。

否定积极思考

忽视或淡化积极事件的重要性或改变它的意思。比如：

同事第一次给我送圣诞卡，我认为她之所以讨好我，是想让我明年夏天替她工作。

✍ **练习：** 我的认知歪曲

你能识别自己在遇到问题时的思维模式吗？记录找到的任何认知歪曲，如果可能，记录每个认知歪曲对应的事例。

我的认知歪曲
1.
2.
3.

选择性关注

你是否因为选择性地关注事物的某个方面而使问题加重？当遇到问题时，你的注意力通常在哪里？是内在的（比如强烈的身体感觉或"失败的记忆"）还是外在的（比如关注危险信号而不是安全信号）？例如：

戴维仔细观察别人，试图找出他们讨厌自己的信号。他解释说，有人在打哈欠，这意味着他/她讨厌自己，而不是累了。

佳耶为来访者提供了一个沟通技巧的练习，她得到了几乎每个人的热情反馈，但她发现在广泛的表扬和欣赏中，自己关注的却是一两个负面反馈。

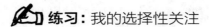 **练习：** 我的选择性关注

我的选择性关注

你的关注点在哪里（例如：内在/外在、认知/情绪/躯体感觉）？

当遇到问题时，选择性关注对你有什么影响？

回避和逃跑行为

你是否在回避与问题相关的事情？你会回避做某些特定的事情吗？如思考事情？或者不愉快的情绪或感觉？

佳耶发现自己回避可能导致来访者出现强烈情绪反应的情境——例如，进行过呼吸试验。她还注意到自己会试图逃离这种情境，会把注意力转移到不那么情绪化的事情上。

练习： 我的回避和逃跑行为

我的回避和逃跑行为
记录你的回避或逃跑行为
它们的影响是什么？

安全行为

安全行为是我们为防止想象中的坏结果或灾难发生而做的行为。但这些行为实际上阻止了我们去觉察，如果没有实施这个行为会发生什么。虽然回避和逃避可以被看作是普遍的安全行为，但人们通常会使用特定情境下的安全行为，这种行为会产生类似的效果，同时显得更加微妙。例如，惊恐障碍的来访者在觉察到心跳加速之后就认为自己会有心脏病发作，他会坐下来（安全行为），然后可能不会再担心心脏病发作了，但这一结果强化了他"坐下来可以避免这场灾难"的信念。

雪莉发现自己会过度准备所有的治疗会谈，并且相信如果不准备一定会失败，她的无能就会暴露给所有人。

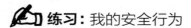 **练习：** 我的安全行为

我的安全行为

你是否正在做些什么来防止最糟糕的结果发生（例如，督导时尽量弱化治疗中遇到的问题，以避免被批评）？在下面记录任何具体的安全行为。

它们的影响是什么？

无益的重复思维（思维反刍、担忧、强迫思维）

你会在脑海中一遍遍回想过去发生的事情吗？你会过度担心自己的问题吗？你是否对问题有一点强迫、过度紧张或追求细节？这是否对你有帮助？

佳耶意识到，她会反复回想自己在会谈中的情绪回避行为。当她自责时，这种想法一遍遍地在头脑中回转，她试图找到答案，但是却在焦虑自责的循环中越陷越深。

✍ **练习：** 我的无益的重复思维

我的无益的重复思维

记录任何无益的重复思维的倾向。看看你的典型循环是什么？

这些倾向是有帮助的还是破坏性的？

维持循环模型

在 CBT 中，最有效的方式之一是对来访者（或我们自己）的问题进行概念化，整合我们在本模块中目前已讨论的所有因素，形成一个维持循环模型。维持循环是对情绪、无益行为、负性思维和信念、思维模式（由信息加工的问题所导致——如认知偏差）和躯体感觉这些因素之间如何相互影响的形象的描述。维持循环有多种形式，通常对来访者（或我们自己）而言是特质性的，需要用具体的思维、情绪和行为来构建个体化的维持循环，这有助于我们制定治疗方案。你可以在下文中看到一些示例。

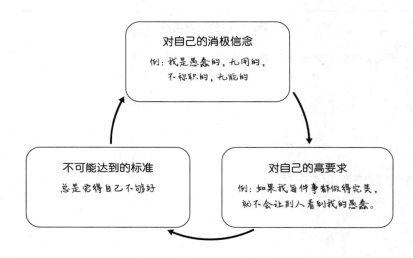

例 1 完美主义的维持圈

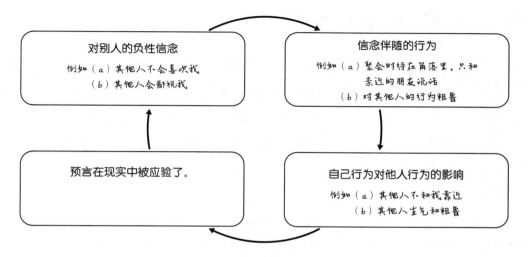

例 2　自我应验预言的维持循环

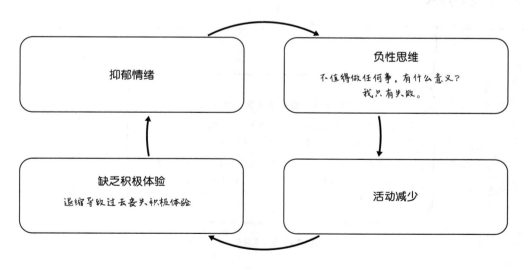

例 3　减少活动和退缩的维持循环

🗣 例子：佳耶的维持循环

佳耶发现，她之所以对在治疗会谈中的情绪反应感到焦虑，是因为她的信念——她认为这会使她变成一个给来访者增添烦恼的"坏人"。然而，她也知道情绪的唤起对于治疗起效是重要的，也是必要的。她的有益信念和无益信念之间的冲突，使得情况变得更糟糕，也让她感到沮丧、挫败和自责。

她把这一循环画了出来。

```
┌─────────────────────────────┐        ┌─────────────────────────────┐
│   我对情绪的无益信念          │───────▶│   改变对他人的行为（回避）    │
│                             │        │                             │
│ 如果来访者感到难过，那么让他／她│        │ 我和来访者开始理性解决问题。  │
│ 好受是我的本职工作。          │        │ 我避免可能唤起来访者情绪的活动。│
│ 让人感到焦虑或郁闷是糟糕的。   │        │ 我花时间努力让别人感觉好。    │
└─────────────────────────────┘        └─────────────────────────────┘
          ▲                                        │
          │                                        ▼
          │       ┌─────────────────────────────────────┐
          │       │   未能获得可能挑战信念的新信息         │
          └───────│                                     │
                  │ 我的来访者不会花很多时间体验情绪，以让我知道这是否会│
                  │ 对他们造成持久伤害，甚至是错过学习机会。│
                  │                                     │
                  │ 我开始意识到这种模式在我的职业生涯和个人生活中都有体│
                  │ 现。在我的生活中，我没有任何关于这个问题的新信息。│
                  └─────────────────────────────────────┘
```

佳耶的维持循环

在解析自己的维持循环时，佳耶认识到，如果她继续在治疗中保持旧有模式，就无法学到任何新东西，或挑战到自己对来访者情绪反应的信念。

让人惊讶的是，这种模式不仅对她的心理治疗工作造成了影响，也影响到了她的个人生活，这种模式也体现在她和家人、伴侣、朋友的相处中。

练习：识别我的维持圈

在下方画出一个或几个能囊括你的问题的维持循环。

我的维持循环

自我反思

你在识别负性自动思维的过程中注意到了什么？它是容易还是困难？你对这些想法的相信程度是多少？你在"直觉层面"和"理性层面"对它们的相信程度有何不同？

_____

_____

_____

_____

_____

_____

_____

识别自己的负性自动思维，是否会影响你在治疗中引导来访者识别他们的负性自动思维？你会如何修正或改变你的惯性模式？你认为要做哪些必要的准备（例如，提前排除障碍）？

_____

_____

_____

_____

_____

_____

_____

你能画出自己的维持循环吗？从这个经历中你学到了什么？有什么惊喜吗？

_____

_____

_____

_____

_____

_____

_____

_____

_____

_____

想一想你目前做的所有治疗个案，哪个个案让你觉得治疗起来最困难。你自己的维持循环会如何影响对这位来访者的态度和／或行为？

_____

_____

_____

_____

_____

_____

_____

_____

_____

向来访者介绍维持循环的最好方式是什么？在治疗过程中，针对维持循环的工作，最好的方法是什么？

_____

_____

_____

_____

_____

_____

_____

_____

_____

_____

在本模块中你希望记住的最重要的收获是什么？

_____

_____

_____

_____

_____

_____

_____

_____

_____

_____

模块 5

运用认知技术修正无益思维和行为

在识别了自己潜在的认知模式之后，我确实可以从不同的视角来看待问题了。我意识到自己一直在采用这种模式，因此也真正理解了它。通过直面我的回避行为和安全行为，我想以后在治疗来访者时，我可以轻松应对这部分了。

——SP/SR 参与者

在本模块中，你将开始尝试修正一些思维模式和行为模式，以及在模块4的维持循环中被识别出来的思维和行为模式。本模块的重点是使用苏格拉底式提问探索想法和行为，这被誉为 CBT 认知行为治疗的"基石"。下面提供了一些有用的苏格拉底式提问，这些问题可以不同程度地检验你在具体情境下的想法。某些情况，你可能需要适当调整一下问题，使其更好地适应于你要修正的具体想法或潜在的心理过程。

苏格拉底式提问的示例

- 我是否只关注了问题的某个方面？还有哪些方面是我需要关注的？

- 还有没有其他的可能性？例如，其他人会如何看待这个问题？它有什么可信度吗？

- 如果换成一个冷静、富有慈悲心又理智的朋友、爱人，或者我尊敬的人面对这个问题，会如何看待这个事情？

- 如果是一个朋友遇到这件事情，我会对他说些什么？

● 在这个情景下我忽略了什么？是否低估了不支持该想法的信息？

● 有没有什么优势或资源是我可以利用，但却一直被忽略的？

● 这样去想／回避这些想法的代价和好处分别是什么？这样想对我有多大的帮助？如果去做我所回避的事情或者直面我一直逃避的想法，会发生什么呢？会很糟糕吗？会有多糟糕？

● 一直思考／担忧／反刍这个问题对我有益吗？能做点什么才会对我真正有帮助？

● 哪些资源或优势可以帮助我解决问题？

● "安全行为"是否能真正预防最坏的事情发生？如果我不这样做，会发生什么？

● 我是否匆忙得出了完全不合理的结论？

● 我该如何利用既往类似经历中学到的东西，来修正我对此事的看法？

● 我是在为那些不（完全）是我的过错或者我无法控制的事情承担责任吗？

● 我是否能从我"偏差"的认知中通过捷径（仅识别认知偏差）找到替代性的解释？

● 通过解析维持循环，我有什么解决问题的思路和线索？

在模块4之后，本模块继续关注负性自动思维和潜在的认知模式和过程。本模块的前半部分通过设计或修改苏格拉底式提问来检验负性自动思维，后半部分将使用苏格拉底式提问修正潜在的模式和认知过程。

修正思维内容：用思想日记来检验负性自动思维

本模块的首要任务之一，是使用苏格拉底式提问来修正思维内容。

练习： 运用思维日记检验负性自动思维

　　将与你的问题相关的负性自动思维填在顶部的框中。用苏格拉底式提问检验该想法，然后看看你是否能在一周内完成另一个思维记录。

　　你可以先看看佳耶是如何完成她的思维记录的。

佳耶检验检验负性自动思维的思维记录

写下要检验的想法，并评估对该想法的相信程度：
我是一个不称职的治疗师。相信程度：80%
相关的情绪/心境和强度（0~100%）：焦虑：80% 内疚：70%

有什么想法或证据支持我得出这个结论？	修正后的观点/更客观的观点（我对它的相信程度：0~100%？）	评估情绪（0~100%）
我不确定。每当我看到来访者进展过时，我的感觉也不好，然后就开始怀判自己。嗯……这难道不是证据吗？ **有哪些证据不支持这个想法？** 所有的证据都表明，来访者需要体验情绪，才能习得有效率略，我的理智也告诉我这一点。在如夕数情况下，当我鼓励来访者和自己的情绪在一起，感受它，体验它后，他们总会告受它这很有用。 我从来访者那里获得了3个月积极反馈，显然我很容易忽略这些。 我的督导师对我总体上表现得很好。	我忘得我一直在用情绪作为证据支持我的想法，却没有意识到这一点。大都分情况下，我都获得了未访者和督导师的好评。这已经有点"情绪推理"的感觉了。20%	焦虑：40% 内疚：20%

Christine Padesky 的七栏思维记录的最后四列是经作者许可被改编而成。版权：1983 年由 Christine A.Padesky 编制。

我检验负性自动思维的思维记录

写下要检验的想法，并评估对该想法的相信程度：

相关的情绪/心境和强度（0～100%）：

有什么想法或证据支持我得出这个结论？	有哪些证据不支持这个想法？	修正后的观点/更客观的观点： （我对它的相信程度： 0～100%？）	评估情绪（0～100%）

Christine Padesky 的七栏思维记录的最后四列是经作者许可被改编而成。版权：1983 年由 Christine A.Padesky 编制。

用苏格拉底式提问识别有问题的潜在模式

在前面的模块中，你已经识别出了与挑战性问题相关的思维和行为模式，并确定了维持问题的恶性循环。本模块中，我们将使用苏格拉底式提问进一步探索这些模式，以便更好地修正它。

下面是雪莉的认知模式和行为模式的示例，她使用苏格拉底式提问来探索自己的潜在模式。看完这些示例之后，你可以回到自己以前的实例（和／或增加新的实例），使用苏格拉底式提问，并从模块开始的列表中——有助于更好地设计自己的问题——着手改变它们。

认知偏差

例子： 雪莉的认知偏差

> **我识别的思维／过程／偏差：** 我草率得出结论：我的来访者认为我没用，因为我比他小二十岁。
>
> **我选择的苏格拉底式提问：** 这个想法的证据是什么？我基于什么证据得出这个结论？有其他替代性的解释吗？
>
> **我的反应是：** 与其用"读心术"，不如和来访者讨论他对我的年龄的看法，看看我们如何解决他遇到的任何问题（如果有）。

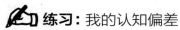 **练习：** 我的认知偏差

> **我识别的思维／过程／偏差：**

> 我选择的苏格拉底式提问：
>
> 我的反应是：

选择性关注

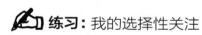 **例子：** 雪莉的选择性关注

> 我识别的思维／过程／偏差：我关注的是他在一次治疗会谈中对我的评论，说我看起来像他的女儿。
>
> 我选择的苏格拉底式提问：在这里我忽略了什么？我是否忽视或低估了那些与此相矛盾的信息？
>
> 我的反应是：前两次治疗我们合作得很好，他的抑郁情绪也有所改善。我将继续关注他的评论和评论的意义，这对他来说似乎不是问题。

练习： 我的选择性关注

> 我识别的思维／过程／偏差：
>
> 我选择的苏格拉底式提问：
>
> 我的反应是：

回避或逃避（认知或行为）

例子：雪莉的回避或逃避

> **我识别的想法／过程／偏差：**我仍然在想办法避免接诊老年来访者，年龄越大，他们就越可能对我的年龄发表评论，我就越不可能帮到他们。
>
> **我选择的苏格拉底式提问：**回避接诊老年来访者对我会有什么影响？对我治疗老年来访者时的焦虑会有何影响？我为此会付出多少代价？
>
> **我的反应是：**这只会让事情变得更糟。我深知这已成为问题的一部分，而并非一个长远的解决方案。与我最初的担心相比，这是不成比例的！我需要"冒险"，尽可能多地接诊老年来访者。

练习：我的回避或逃避

> **我识别的想法／过程／偏差：**
>
>
> **我选择的苏格拉底式提问：**
>
>
> **我的反应是：**

具体的安全行为

🗣 **例子：雪莉具体的安全行为**

> 　　**我识别的思维／过程／偏差：** 我发现自己几乎会过度准备所有的治疗。如果我没有花费更多的时间确保所有的治疗都有详细计划，我就会被"发现"。
>
> 　　**我选择的苏格拉底式提问：** 什么证据事实上支持这个想法"作为治疗师我并不称职"？在我生活的其他方面，是否也有过类似的想法？
>
> 　　**我的反应是：** 我很困惑，因为我想不出任何证据表明我做得不好。当我准备本科学位考试，参加曲棍球比赛、上辅导课时我总有类似的感受。我需要停止过度准备的行为，可以检验一下，如果事先没有花费数小时的时间和汗水，我是否可以做好。

✍ **练习：我具体的安全行为**

> 　　**我识别的思维／过程／偏差：**
>
>
>
> 　　**我选择的苏格拉底式提问：**
>
>
>
> 　　**我的反应是：**

无益的重复思维（思维反刍、担心、强迫性思维）

例子：雪莉的无益重复思维

> **我识别的想法／过程／偏差：** 我每天都在反复思考这个问题，已经持续3周了。也许这只是一种回避"我永远不会成为一个称职治疗师"的想法的方式。
>
> **我选择的苏格拉底式提问：** 对此持续性的思考／担忧／反思对我有帮助吗？做些什么会更有帮助呢？问题是我能力不足，还是我担心我能力不足？
>
> **我的反应是：** 我将把注意力集中在对来访者的治疗上，并针对"我是一个无用的治疗师"的想法做思维记录。

练习：我的无益重复思维

> **我识别的想法／过程／偏差：**
>
>
>
> **我选择的苏格拉底式提问：**
>
>
>
> **我的反应是：**

包括易感因素和潜在模式的问题解析

现在我们可以创建一个解析图示，它建立在早期的解析（五因素模型和维持过程）的基础上，增加了历史／易感因素，这些因素被囊括进这一问题中——"最早是什么让我变得这么脆弱？"当你考虑易感因素时，它也可能与你在模块2第一个问题解析中所填写的文化和宗教／精神的影响有关。在考虑"我从中有什么收获？"时，重要的是要记住个人的优势，这种优势或许体现在文化或宗教／精神层面。

✍️ 练习：我的问题解析（包括易感因素，潜在模式和优势）

让我们看看佳耶是如何拓展完成她的问题解析的，解析包括易感因素、诱发因素和维持循环。

现在拓展完成你的问题解析，包括你的易感因素、优势、维持循环和潜在模式。

例子： 佳耶的问题解析（包括易感因素和潜在模式）

最早是什么因素让我变得脆弱？

来自我家庭的强烈的文化规则——认为表达情绪是羞耻的。

家庭内部的文化规则：若女性负责照顾和帮助，人们会感觉更好。

是什么诱发了问题？

在某次治疗会谈中，我知道我"应该"做一件让来访者感到难过的事。

问题

想法： 我不是一个优秀的治疗师。

躯体感受： 颈部和背部紧张，全身发"紧"，胃部不适。

情绪： 焦虑、害怕、不舒服。

行为： 与来访者共谋，聚焦于其他涉及较少情绪的任务。

这个问题的维持因素是什么？包括潜在模式和驱动你的有问题思维和行为过程。

灾难化： 有"一个人深陷痛苦之中无法自拔"这样的意象出现，并且我相信这个意象是真的，因而焦虑加重。

认知回避： 试图排斥这些想法，而不去处理它，导致持续的恐惧和不适感。

会谈中的回避行为： 避免那些唤起或维持来访者痛苦体验的任务，这样我就没有机会去证明它。而通常对心理治疗师而言，能够直面这种痛苦体验并解决它会更有帮助。

我从中有什么收获：我可以利用哪些优势来积极应对未来的问题。

勤奋工作： 当我知道自己需要做什么时，我一定会去做。

洞察力： 在某种程度上，我知道我需要做什么，我只是需要更明确点。

诚实： 尤其是对自己的弱点。我可以温暖地接纳来访者，同样需要这样对自己。

我的问题解析（包括易感因素和潜在模式）

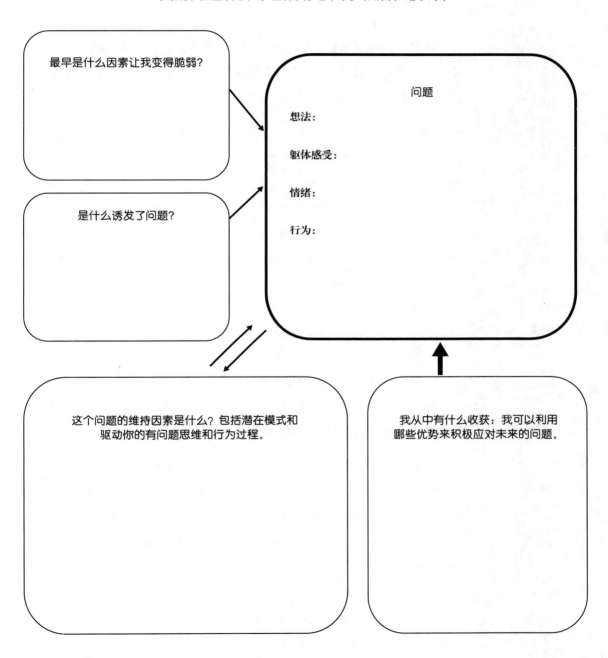

最早是什么因素让我变得脆弱？

是什么诱发了问题？

问题

想法：

躯体感受：

情绪：

行为：

这个问题的维持因素是什么？包括潜在模式和驱动你的有问题思维和行为过程。

我从中有什么收获：我可以利用哪些优势来积极应对未来的问题。

自我反思

评价用思维记录检验你想法的过程，具体描述任何遇到的困难。这个过程是否有用？修正后的想法是否有信服力？是在理性层面，还是在直觉层面（或者都不是）？

_____

_____

_____

_____

_____

_____

_____

_____

你是否注意到在做思维记录练习时，你的思维发生变化了？

你需要在个人生活或职业生涯中做什么来帮助你维持和巩固新的思维方式？（什么情况可能会挑战它？）

_____

_____

_____

_____

_____

_____

_____

评价使用苏格拉底式提问来评估有问题的潜在模式，这在多大程度上是有用的？为什么有用或者为什么没用？是否有一些具体类型的苏格拉底提问对你和未来的思维模式有用？

_____

_____

_____

_____

_____

_____

_____

_____

回到上一个模块中让你陷入治疗困境的来访者：如果你能修正自己的恶性循环，这会如何影响你对该来访者的态度或治疗方法？在治疗会谈中你将会有什么具体改变？这会是什么样的？感觉如何？

_____

_____

_____

_____

_____

_____

_____

你的治疗师部分和个人部分分别从这些扩展的问题解析中学到了什么？有没有什么惊喜？

_____

_____

_____

_____

_____

_____

_____

_____

_____

_____

你有没有注意到任何文化或宗教／精神的影响？是否能加以描述？并评论他们可能会有什么影响？

_____

_____

_____

_____

_____

_____

_____

_____

_____

还有什么是你注意到，并认为很重要、需要铭记在心不断回顾总结的？

_____

_____

_____

_____

_____

_____

_____

_____

_____

_____

_____

模块 6

回顾治疗进展

本模块给了我很多收获，对那些努力坚持治疗的来访者更有同理心了。我们一直强调连续和规律治疗的重要性——一旦失去治疗动力，就很难再恢复。这是我现在产生的体验，当来访者在治疗中遇到困难时，我可以把这种感受与他／她分享……另外，我一定会和来访者定期回顾和评估目标。

——SP/SR 参与者

现在，你已经完成了 SP/SR 工作手册的一半，这项工作并非那么容易，因为将注意力集中在自身有问题的认知和感受上，会很耗费精力和心力。在忙碌的生活中，我们都有各种需求，那些重要的事情也需要被优先处理。我们深知，即使怀着最美好的意愿参加，也可能会中途退出 SP/SR，就像来访者很难坚持做完治疗一样。本模块的目的是回顾目前你在SP/SR 项目中的进展，以及最初想要实现的目标，如果有必要，可能需要重新调整目标。除了考虑与工作手册相关的因素之外，本模块也正好提供了一个契机，来帮助你重新审视自己在认知行为治疗实践中碰到的更广泛的问题。

目标回顾

首先，回顾你在 SP/SR 工作手册中设定的目标，这一点很重要，能帮助你重新集中注意力，回顾总结目标并识别那些任何可能的阻碍。

✍ **练习:**回顾我的目标

回想在模块2中设定目标时的意象练习,以及根据 SMART 原则优化的目标,完成你的目标回顾。

我的目标回顾

	目标 1	目标 2
根据设定的时限来评估每个目标的进展情况。 这些目标是否像最初设想的那样现实可行?是否可评估的吗?		
识别目标实现的任何障碍: 内部因素(例如,自我怀疑、动力不足,旧模式中的拖延、自我批评) 可控的外部因素(例如,工作、家庭需求) 不可控的外部因素		
你能预测模块 2 中的障碍吗? 你制定的策略是否充分?如何克服这些障碍?是否需要调整目标?		
根据回顾,优化或重新制定目标。		

练习：用视觉模拟评估量表回顾我的问题

请参考模块1中你用于评估挑战性问题的视觉模拟评估量表，按照以下等级来评估你现在的不适程度。

0% —————————————— 50% —————————————— 100%
不存在　　　　　　　　　　中等程度　　　　　　　　　　最严重

在过去的两周内，你最严重的痛苦程度是多少（最不强烈到最强烈的痛苦）？

____% 至 ____%

这与你在模块1中的评分相比有何变化？你对此有何看法？在下面的方框中写下你的观察。

我的挑战性问题：对目前进展的反思

✍️ 练习：不做 SP/SR 的原因

下面的表格是由 Aaron T. Beck、John Rush、Brian Shaw 和 Gary Emery 为来访者编制的，我们对问题进行了适当调整，使其更适用于 SP/SR 而非治疗。阅读下面的调查问卷并圈出与完成 SP/SR 相关的任何内容。

没有完成 SP/SR 任务的原因

1. 我对自己作为治疗师的能力很满意，没必要再去改变。
2. 我真不明白做 SP/SR 有什么意义。
3. 我觉得 SP/SR 不会有帮助，这看起来不太合理。
4. 我对自己说，"我做事拖延，肯定做不了。"所以最终我确实没这么做。
5. 我愿意做一些自助任务，但我总是忘记。
6. 我没有足够的时间，因为我太忙了。
7. 按照这个建议去做 SP/SR，还不如我自己想出来的好。
8. 我感到无助，真的不相信我能做想做的事情。
9. 我有一种感觉，SP/SR 正试图改变我对治疗的看法。
10. 我不想和这个项目组合作。
11. 我怕我的工作不被认可或受到批评。我相信我做的总是不够好。
12. 我没有愿望或动力去做 SP/SR 或其他任何事情。因为我不想做这些模块，所以我不能这样做，也不应该做。
13. 做 SP/SR 的时候我感觉很糟糕／伤心／紧张／难过……（选择合适的词语）。
14. 我现在感觉很好，不想因为实施 SP/SR 而破坏它。
15. 我感觉自己的隐私被暴露了。
16. 其他原因（请写在下面）。

_____

_____

_____

_____

版权于 1979 年归 Aaron T. Beck，A. John Rush，Brian F. Shaw，Gary Emery 所有，经允许之后改编。

✍️ **练习：识别项目实施中的阻碍**

对于来访者和治疗师来说，可能会有一些问题或经历阻碍了治疗或培训的进展。在下面的表格中列出任何阻碍你实施的事情，包括内部因素（想法、情绪、时间管理等）和外部因素。

阻碍进步的障碍

你是否发现任何阻碍你实施的障碍——例如，自动思维（对你自己或工作手册的），对自己的负性信念，由于自我意识而产生的焦虑、拖延、糟糕的计划或时间管理，利用自己的时间满足别人的需求？在下面写下自己的反思。

问题解决

与我们的来访者一起，帮助他们学习如何识别和阐明障碍或问题，这本身就是认知行为治疗干预。之后，当他们感到困惑或不确定，要采取什么行动时，我们就可以开始识别、评估和实施可能的解决方案。

问题解决是认知行为治疗的核心策略之一。下一个练习是利用你已经识别的任何障碍，充分参与到 SP/SR 中，作为实践解决问题策略的契机。

练习：我的问题解决

首先看一下佳耶解决问题的例子，然后试着解决一个你实施 SP/SR 的障碍。

佳耶回顾了她没有完成 SP/SR 任务的原因调查问卷之后，发现她的一个信念是"SP/SR 没有意义，我永远不可能改变"。这并非指她没有意识到自己的问题，或者她的目标是错误的。她只是从一开始就感到无助，并认为尝试改变没有任何意义。此外，她还意识到，她觉得目前的生活"还算平静"，并不想做出巨大改变，让生活"再起波澜"。她还指出，她正在努力寻找足够的时间参与到 SP/SR 中，她发现，尽管每周都有良好的愿望，但是自己忙于完成日常事务，几乎没有时间去思考自我实践。在佳耶的工作表中，你可以看到她如何根据这些信念和行为来着手解决问题。

佳耶的问题解决方案工作表

第1步   问题识别：用简单平实的语言来陈述问题。

我有一个信念，即尝试和改变是无望的，我永远也做不到这一点。

奇怪的是，我能意识到自己有一个矛盾的信念，那就是我已经成功控制了现在的信念，再去尝试改变很有风险。

（有趣的是，这两个信念几乎相互矛盾：一方面，我不认为我能改变；另一方面，我害怕我可能会改变！这两个信念都让我回避去实施SP/SR。我发现自己拖延到最后一刻都没有给予它足够的关注，让自己从中获益。）

本周，我没有花太多精力在SP/SR上，我的投入少了，对回报的期待也相应少了。

问题总结

我没有花太多时间在SP/SR上，自然也不会有太多收获，也降低了对解决自身问题的期待。

第2步   头脑风暴解决方案：提出尽可能多的选项，不要拒绝/检查任何选项！

◇ 放弃SP/SR。

◇ 在周末留出固定的时间，坚持不懈。

◇ 审视这些问题，挑出我不那么害怕或不那么纠结的问题。

◇ 请教那些也在做SP/SR的同事，看看他们的想法和管理方式。

◇ 和我的督导讨论一下。

◇ 向我的老板请个假，每周能有时间去学习SP/SR。

◇ 确保完成我的临床工作，并在每周的某个晚上完成工作之后，留出一段时间来做SP/SR。

第3步   优势和劣势分析：选择两个或三个最有可能实施的行为，进行优势和劣势分析。

解决	优势	劣势
放弃SP/SR	我马上就会有每周2小时的空闲时间来做其他的事情。 我不会因为没完成工作而感到内疚。	目前的问题仍会继续存在。 我的个人生活不会有任何改变。我已经注意到我其实需要做一些改变。 我会觉得失败。
确保每周有一个晚上按时完成工作，留出一点时间来做SP/SR。	这是我很长时间以来一直想做的事情，也是一个好习惯。这将迫使我减少治疗记录（有人告诉我，我的治疗记录在长度和细节方面已经达到极致）。 这不会减少我的空闲时间。	过去我很难按时完成任务。 我需要一个更好的计划。 当我在做SP/SR时，我的同事可能会进来跟我聊天，打扰我的"思绪"。

第4步 选择解决方案：基于此分析选择一个解决方案。
好吧，下班后抽出时间来完成 SP/SR 是很有意义的。我可以实现两个目标，一方面完成工作，另一方面腾出时间实施 SP/SR。

第5步 实施计划：概述行动计划。你将采取哪些步骤来应用你的解决方案？
确保在下午4点以后不预约任何来访者。 看看同事的笔记，并寻找如何减少记录并节省时间的方法。 把我的计划告诉同事们，那段时间我可能在实施 SP/SR，除非真的很重要，否则不要打扰我。 把 SP/SR 工作手册带到办公室，并锁在我的柜子里。

什么时候开始？
可以从明天开始尝试改变，但事实上直到下周才能实施所有的步骤。

你会遇到什么问题？你将如何克服？ 你需要哪些资源（例如来自其他人的帮助）？
我可能会很累，即使能按时完成任务，我也想回家。 我可能会加班到很晚，那也要在回家之前完成工作手册，即使我只花了30分钟。 我可能会感到很累，但我会努力保持专注的状态，然后在回家的路上买外卖来犒劳自己！ 我会告诉我的同事和阿尼施我的计划，这会让我更难改变主意。

我的问题解决方案工作表

第1步　问题识别：用简单平实的语言来陈述问题。
问题总结
第2步　头脑风暴解决方案：提出尽可能多的选项，不要拒绝/检查任何选项！

第3步　优势和劣势分析：选择两个或三个最有可能实施的行为，进行优势和劣势分析。

解决	优势	劣势

第 4 步　选择解决方案：基于此分析选择一个解决方案。

第 5 步　实施计划：概述行动计划。你将采取哪些步骤来应用你的解决方案？

什么时候开始？

你会遇到什么问题？你将如何克服？ 你需要哪些资源（例如来自其他人的帮助）？

当尝试了几天之后，回顾一下你的解决问题策略效果如何将很有帮助。在5～7天（或大约7天）之后，完成第6步和第7步，检查你是否需要对策略进行调整。

我的问题解决工作表回顾

第6步　实施：**你做了什么?** 写出具体所做的。
第7步　回顾：**进展如何?** 写下你的解决方案是如何进行的。如果无效或效果不理想，请回到第4步，选择另一个解决方案进行尝试，和／或回顾你对问题解决能力的任何消极信念，因为这可能会干扰你的实施，尤其如果你"容易焦虑"的话。

💭 自我反思

你现在已经完成了工作手册的一半。到目前为止，对自我实践练习，你的整体感觉如何？在理性层面的体验和"直觉层面"的体验有什么不同吗？

_____

_____

_____

_____

_____

_____

_____

_____

在你的自我实践经历中，有什么特别深刻的体验吗？如果有，你会如何解释呢？

_____

_____

_____

_____

_____

_____

_____

_____

_____

　　本模块的重点是回顾 SP/SR 的进度，识别潜在的阻碍。你有没有发现什么问题？你是否留意到自己实施 SP/SR 时有什么自我批评？如果有，感觉如何？有没有什么方法可以让你利用这个机会，以一种与以往不同的方式（例如更富有慈悲心的）关照自己？

_____

_____

_____

_____

_____

_____

_____

_____

_____

　　到目前为止，当考虑到 SP/SR 的影响时，你是否体验到它更主要地影响你的"个人自我"或"治疗师自我"，或者两者兼而有之？你认为你的个人成长和专业成长是如何相互影响的？

_____

_____

_____

_____

_____

_____

_____

_____

你能否想到某位让你感到棘手的来访者？回顾你的进步，是否可以从中学到什么能应用于来访者的治疗上的？如果有，你将如何付诸行动？什么时候？在哪里？如何实施？

在每个模块结束时，对自我反思的问题，你感觉如何？在反思过程中有什么困难吗？是否可以采取一些措施来改善？

　　本模块中，你是否注意到任何其他需要记住并在以后可以回顾总结的东西？

_____

_____

_____

_____

_____

_____

_____

_____

_____

_____

第二部分

创建和强化新存在方式

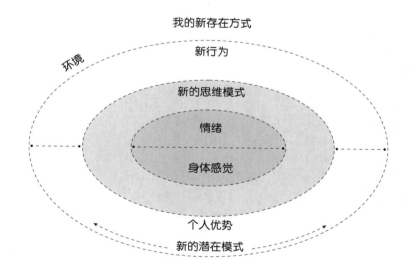

识别无益假设并重构新的替代性假设

我已经能非常清楚地觉察到来访者使用"如果／那么"句式的陈述，我也觉得自己比以往更容易识别这些，也有了更多的自我觉察。

——SP ／ SR 参与者

在工作手册的第一部分，"识别和理解**旧（无益的）存在方式**"，认知行为治疗的自我实践主要聚焦于挑战性问题。首先，要识别你的挑战性问题，并分析该问题不断重复的原因，然后陈述问题，并制定可评估的、现实可行的目标。在此基础上进一步地解析问题，找到有效的方法来修正认知和潜在的思维、行为模式，希望你能通过这些练习尝试改变无益的存在方式。与此同时，除了挑战性问题，也可以开始着眼于自己的优势和资源，工作手册的后半部分会帮助你在自我实践练习中对自己的优势与资源有更加清晰的认识。

在工作手册的第二部分，"创造和强化**新存在方式**"，我们将采用一系列互为补充的策略，更加关注优势和资源，而不是聚焦于问题。这些策略（尤其是意象和行为实验）往往更具有体验性。近几年，借助认知科学、认知行为治疗的临床创新以及积极心理学的影响，采用体验式策略来构建新存在方式的趋势在不断加强。

到目前为止，你一直在与最浅层的思维——即自动思维——工作。当致力于创建**新存在方式**时，我们的注意力会转移到更深层、更不易接近的思维层面：潜在的假设、态度以及"生活的准则"，这些会在不同情况下对我们产生影响（如："如果我在各方面都表现得很出色，别人可能不会意识到我有缺点")。接下来的6个模块中,我们的目标是进一步找到打破旧的无益思维、情绪和行为模式的方法,并建立新的基于优势和资源的**存在方式**,让你在个人生活和职业生涯中赋予自己力量。

我们强调4种相互关联的策略来创建**新存在方式**:

1. 识别无益的旧模式,尤其是旧的行为模式和潜在假设(如,"如果我对所有来访者都很好,他们可能就不会认为我是个不称职的治疗师")。这是很重要的第一步,有助于理解为什么那些旧的无益的思维、感觉和行为方式会一直持续。

2. 通过提问"我想成为什么样的人?"来构建潜在的**新存在方式**。

3. 对比**旧(无益的)存在方式**和**新存在方式**。

4. 强化新模式,尤其是通过体验式策略,如行为实验和基于意象的技术。

本模块主要聚焦于:①通过自我实践的练习来识别与**旧存在方式**相关的潜在假设和行为模式;②构建更有益的假设或生活规则,并发展更具适应性的思维和行为模式。

模块8和模块9集中对比**新旧存在方式**,并着手强化**新存在方式**,模块10和模块11聚焦于强化**新存在方式**,模块12的目的是巩固和强化**新存在方式**。这样一来,在项目结束之后,你仍能不断自我成长。

潜在假设

简而言之,经典的认知行为理论确定了三种不同但彼此相关的思维层面:自动思维、潜在假设和核心信念。核心信念是一个人对自己、对他人、对世界的绝对的、无条件的信念。核心信念通常是无意识的,但可能会影响我们在不同情境下的行为和情绪反应(如,"我不值得被爱""别人是不值得信任的""世界是变化莫测的")。

经典的认知行为理论将潜在假设看作一种介于自动思维和核心信念之间的中间层面的思维。这一理论表明,潜在的假设"帮助我们应对"核心信念的影响（"我没有价值，所以我必须_____，人们才不会注意到我是多么地_____"）。潜在假设通常可以描述为"如果……那么……"，或者是"一定""应该""必须"，它们会影响我们在不同情况下的情绪、想法和行为。

　　潜在假设可以是积极的或消极的，有益的或无益的。这些生活准则是从家庭、朋友、工作单位或者学校中习得的，往往是毋庸置疑的（如，"以彼之道，还施彼身"）。尽管经典的认知行为理论将潜在假设和核心信念紧密联系在一起，但目前有更多的观点认为，我们的行为或生活规则并非一定与核心信念相关。例如，作为治疗师，我们制定了一些非常具体的"治疗规则"，这与我们的核心信念并无关系（如，"如果来访者明确表达了自杀计划，我必须让以下人员知道……"）。另外，治疗师可能会有一些特定的信念，这些信念常常具有现实意义（例如，"我能够搞定焦虑的来访者，但是对重度抑郁来访者，治疗会很困难"）。

小结：思维的三个层面

自动思维

- 和具体情境相关

- 头脑中自动冒出的

- 与我们深思熟虑的思维共存

- 通常情况下是轻微下意识的

- 和情绪相关

- 会被歪曲解释所扭曲，并且很少被评估

潜在假设

- 跨情境的假设、操作规则或关于自己、他人和世界的生活准则

- 可能源自核心信念，也可能不是

- 常用诸如"如果……那么……"或者"一定""应该""必须"等语句表达

- 将信念与行为和情绪连接

核心信念

- 强烈地持有对自我、他人和世界的无条件的绝对信念

- 有益或无益

- 其发展常受到童年经历中重要他人和／或创伤经历的影响

在**由内而外地体验认知行为治疗**中，我们聚焦于自动思维和潜在假设，并非核心信念。根据我们在第2章和第3章中所阐述的理论和实践的观点，我们不认为治疗师使用该工作手册在核心信念层面工作是必要的和可取的。**由内而外地体验认知行为治疗**并非为深入的心理治疗而设计的。

潜在假设往往是非常微妙、难以察觉的，但我们可以在典型的补偿行为、潜在思维和情绪模式，如情绪回避和安全行为中找到线索。通过完成模块4，你可能已经很熟悉自己无益的补偿行为，并从中推断出你与治疗师相关的假设和规则。

例子：雪莉和戴维的潜在假设

在培训的早期阶段，雪莉有一个信念"我不是一个好的治疗师"，为了应对这一信念，她的潜在假设指导行为："如果不让督导师观看我的治疗记录，那么他就不会知道我是一个多么差劲的治疗师"。因此，雪莉通过找借口以及错过督导安排，来回避与督导师讨论她的治疗会谈。

戴维对自己掌握的认知行为治疗理论知识缺乏自信，他因此怀疑自己是否是"一个足够好的治疗师"（对自己作为治疗师的信念），还会想到"我的年轻的督导师会给我负面评价"（对他人的信念）。这引发了这样的假设："如果我向她（督导师）展示我有丰富的治疗经验和知识，那么她会认可我的治疗水平"。行为层面，戴维与他的基本假设保持一致，他不断地引用过去成功使

用过的其他心理治疗流派的治疗方法，并对他为什么以及如何做出这些临床决策长期辩护，结果却适得其反，督导师感到很恼火，而不是对他留下好印象。

识别无益潜在假设的途径：
反复出现的个人主题、补偿行为和回避行为

正如我们所看到的，潜在假设难以捕捉。作为认知行为治疗师，我们在帮助来访者识别他们的假设或生活规则方面发挥了重要作用。几个关键技术可以帮助他们识别这些假设：重复出现的个人主题、补偿行为和回避行为。在本工作手册中，为了叩开自我探索的大门，我们可以：

1. 探寻**反复出现的个人主题**（如被拒绝、挑战权威或是接受考验）。这些主题可以出现在惯常的认知、行为和情绪反应中。

2. 发现**补偿行为**，通常来自**重复行为和僵化的应对策略**：我们认为必须要做的一种行为。

3. 发现**回避行为**。

接下来的自我实践练习聚焦于三个部分：反复出现的个人主题、补偿行为和回避行为，提供线索帮助我们推断出重要的生活准则。

识别反复出现的个人主题

这个练习主要针对个人主题，帮助你整合从前6个模块学到的东西。

例子：雪莉反复出现的个人主题

雪莉着手识别她在督导会谈中反复出现的情绪、想法、躯体感觉和行为。

165

雪莉反复出现的个人主题之一

诱发情境	思维	情绪/躯体感觉	行为包括回避（人物、地点、情绪、情境）
即将开始督导	我会被评为不合格。 我忘了评估风险。 我的来访者可能会自伤，这是我的过错。	焦虑 紧张 自我怀疑 内疚	为自己不能录像记录治疗会谈找借口。 反复回想自己在治疗会谈中的过失。

练习：我反复出现的个人主题

　　根据目前已完成的练习——五因素解析（模块2）和识别无益思维和行为模式的练习（模块4）——你的挑战性问题以及与之相关的反复出现的诱因、认知、情绪和行为有哪些？请写出这些内容。

　　注意：如果你已经圆满地解决了工作手册第一部分中所发现的问题，并希望解决一个新问题，那就着手做吧。模块2中介绍了五因素解析，在进行下一步的工作之前，你需要通过五因素解析，并运用其他一些策略（例如：模块4和模块5中提到的策略）来理解自己的问题的各个因素成分。

反复出现的个人主题

诱发情境	思维	情绪／躯体感觉	行为：回避（人物、地点、情绪和情境）

识别补偿行为：重复行为和僵化的应对策略

该练习的重点是重复和补偿性的行为及应对策略，某种意义上这些行为"补偿"了个体不想要的感受和想法，重复行为和僵化的应对策略是典型的补偿行为。你在模块4中已经识别出了这些行为。在本阶段暂不考虑回避行为，这将在下一节中讨论。下面列出了这类重复行为和僵化应对策略的例子，你可能会从中识别出自己的行为模式。

重复行为和僵化应对策略的例子

- 努力追求完美
- 从他人那里寻求确认
- 当事情变糟时，指责他人
- 很难按时结束每次治疗会谈
- 取悦他人
- 如果来访者意外终止或者取消预约，自己会感到很沮丧
- 很难拒绝他人
- 过度饮食
- 对任何与自己有关的负面评价感到郁闷
- 隐藏自己真实的感受
- 难以坚持真我
- 难以做决定
- 长时间工作

✍️ **练习：我的重复行为和僵化的应对策略**

> **我的重复行为和僵化的应对策略**
>
> 在这些例子中，我符合哪些重复行为或者僵化的应对策略？

　　重复行为可以提供线索以识别自己的潜在假设，我们带着这些假设生活，因为我们认为它是有用的，识别这些假设可以帮助我们识别潜在假设中的"如果"部分（"如果我……"）。

💬 **例子：戴维的潜在假设**

> 　　如果让督导师知道我有丰富的治疗经验，告诉她我在治疗中使用的治疗方法（行为），她就会尊重我（结果）。
>
> 　　如果我详细解释为什么会采取某种治疗方法（行为），那么她会认真对待我（结果）。
>
> 　　如果我的督导师让我解释某项治疗决策（行为），她是在质疑我的认知行为治疗的理论知识（结果）。

✍ **练习：我的潜在假设**

```
如果（行为）_____

_____

那么_____

_____（结果）

如果（行为）_____

_____

那么_____

_____（结果）

如果（行为）_____

_____

那么_____

_____（结果）
```

识别回避行为

回避是一种行为，即使回避的对象源自内部（如我们的情绪）。我们回避情境、人、想法、情绪和躯体感觉，试图保护自己，避免痛苦或困难。举例来说，如果我认为自己不擅长处理某些类型的来访者，我会回避接见这类来访者。

下面列出了一些回避行为的例子：

回避行为例子

- 努力不去想那些不愉快的事情
- 玩电脑游戏或者长时间上网
- 当出现人际冲突时选择退出
- 感到受伤时远离人群

- 沉溺于电视

- 购物

- 郁闷时吃东西

- 使用酒精或者毒品

- 白日梦

✎ **练习：** 我的回避行为

我的回避行为
识别任何你可以在自己身上找到的回避行为。

这些回避行为的模式如重复行为，可能会形成一个无益的潜在假设，可以用"如果"语句的形式来描述，看看它们是否有助于识别下面的任何假设。

如果我（做了要回避的事情）_____
_____
如果我（做了要回避的事情）_____
_____
如果我（做了要回避的事情）_____
_____

练习： 我的潜在假设、补偿性策略和回避行为

回顾本模块，反思目前已经完成的自我实践练习。列出你已经识别出的潜在假设、补偿行为（如：重复行为、僵化的应对策略）以及回避行为。

潜在假设	相关的补偿行为（重复行为、僵化的应对策略）和/或回避行为

✍️ **练习:** 我最无益的假设

　　回顾这些假设,思考哪一个假设对你个人部分或专业能力的负面影响最大。在模块8,你会有机会检验这个假设,并探索一个新的替代性假设。

　　例如,雪莉认为她最无益的旧假设是:"如果回避和督导师的讨论,他就不会知道我是一个多么无用的治疗师"。

我最无益的假设

你最无益的假设是什么?把它写在下面。

如果_____

_____

那么_____

_____

创建新的替代性假设

　　本模块的最后一个任务,主要聚焦于创建一系列新的替代性假设和新的思维及行为模式,这可以帮助我们形成**新存在方式**。正如我们将在以下模块中看到的,一个关键问题是:"我会有什么样的感觉?⋯⋯会如何看待我自己?⋯⋯会做不同的事情?"

💭 **例子:** 雪莉新的替代性假设

　　雪莉思考在日常生活中应该如何看待自己,从而能有更好的感觉。这时她需要一个安静的空间,仔细体会自己的感受,并让自己的想象力任意驰骋。只过了一会儿,她就识别了一个新的潜在假设:"虽然我不是一个完美的治疗师,但我知道自己已经足够好了。如果我让督导师看我的治疗记录，他会给我反馈，这样我就可以通过反馈来提升自己。"

练习： 创建一个新的替代性假设

我想要什么样的感觉？我想如何看待自己，看待他人，看待这个世界？我想何去何从？看看你是否能想出一个或几个替代性的假设或规则，来表明你想成为什么样的人，并将其填在下面的框中。

新的替代性假设

创建新的思维和行为模式

看看你已经确定的补偿行为和回避行为，并考虑哪些有益的潜在思维和行为模式可能会支持你的新假设或规则。

例子： 雪莉新的思维和行为模式

雪莉把自己投射到未来，想象自己需要做些什么，才能把新的潜在假设融入新的生活方式中，并建立一个积极的维持循环。她看到自己：

- 对自己的督导师、同事和来访者采取策略导向（而不是回避），来检验真正会发生什么，而不是仅靠猜测。
- 把消极想法仅看作一种"现象"或"习惯"，没有必要去相信或者采取行动。

● 有意关注自己做得不错的事情。

● 当事情没有做好时，怀着一颗慈悲心关照自己，不可避免的错误将不再那么令人厌恶，反而更像是一次学习的契机。

练习：创造自己的新模式

展望未来，想象一下如果新的潜在假设成为现实，你需要做什么，感受什么，思考什么，何种新思维和行为模式将取代旧模式？对你自己或他人的哪些意象或想法是有益的？让你的想象力自由驰骋。如果在这种情况下很难想象，可以试着将自己想象成他人（如一个亲密的朋友或同事），以获得可能支持你新的潜在假设的认知和行为。

我的新的思维和行为模式

把你的想法写在下面：

💭 自我反思

在识别自己潜在假设的过程中，你体验到了什么？有什么特别的情绪、行为、躯体或认知反应吗？你遇到了什么困难吗？或者有什么令人惊喜的发现？

_____

_____

_____

_____

_____

_____

_____

_____

你是否发现什么个人主题可以帮助你更好地理解作为一个人和／或治疗师的自己？在认识这些主题时，这些练习会有什么不同吗？

_____

_____

_____

_____

_____

_____

_____

是否有一些特定的来访者或人会经常触发你的无益假设？你能理解其中的原因吗？如果真有这种情况，你想要做什么不同的事情吗？（绘制出维持这一问题的循环图可能会有帮助）

_____

_____

_____

_____

_____

_____

_____

_____

_____

_____

你能发现自己的"治疗师假设"和"个人假设"之间有什么联系吗？你如何理解这些联系？这对你有什么启示？

_____

_____

_____

_____

_____

_____

_____

_____

_____

识别一个替代的、新的、更有益的假设，这个过程是什么样的？你的"大脑"在多大程度相信新的假设？你的"直觉层面"或"理性层面"对此会有不同的看法吗？如果有所不同，你是怎么看待的？

_____

_____

_____

_____

_____

_____

_____

_____

_____

_____

你的体验会如何影响你以后在治疗中帮助来访者识别他们的潜在假设？

_____

_____

_____

_____

_____

_____

_____

_____

　　在本模块中，你最希望记住的部分是什么？列一个清单，写下当你以后见来访者时，希望能回忆起来的要点。

模块 8

运用行为实验检验
与新替代性假设对应的无益假设

我学会了一种更简单的方法来识别什么时候进行行为实验是有益的，而且这可以很简单。它也不是一次性的，任何来访者害怕的事情都适用。任何事情都可以被检验！不是吗？其中最重要的是对评估和重评的强调。我以往习惯于回避行为实验，因为它比较苛刻，我一点也不清楚它是如何帮助人们改变想法的。

——SP/SR 参与者

行为实验为来访者提供了一个机会，在治疗会谈或会谈期间的日常生活中检验他们的假设和信念，直接从自己的体验中学习。尽管行为实验往往会诱发焦虑，但临床经验和研究表明，这是认知行为治疗中最有力的改变方法之一，有显著的治疗效果。

设计行为实验通常有3个主要目的：

1. 详细阐述个案概念化（行为实验是否增加了新信息？）。

2. 检验来访者关于自己、他人和世界的消极信念（我"旧有的"观点有多准确？）。

3. 检验新的更具适应性的信念（是否有任何证据支持这个新的、更具适应性的信念？）。

行为实验对于检验生活准则和假设是否具有现实性非常有用。

把行为实验看作"没有损失"的努力是有益的。结果未知是所有行为实验的本质，重要的是对所有可能性保持开放。进行行为实验时，我们应该持有的态度是，无论结果如何，它都是有价值的。即使结果看起来令人失望，也会产生新的或者更详细的信息，这都有助于更有效地解决问题，这也是所谓"没有损失"理念的内涵。

为了在模块9中解析和对比**旧存在方式**和**新存在方式**，本模块需要你设计和实施一项行为实验。行为实验的目的在于检验"旧有的"无益假设（见目标2），同时也给你一个机会，比较更有益的潜在假设和旧有假设（见目标3）。该模块也是为模块11做准备，模块11需要专门设置一项行为实验为**新存在方式**探寻证据。

在本模块中，我们请你用两种方式来评估信念的强度：在"直觉"层面上以及在"理性"层面或者"头脑"层面上。有个很好的理论和实践依据可以说明这一点——来访者经常会这样说："虽然从理性层面，我知道没什么可害怕的，但是从直觉层面，我确实感受到害怕"。有证据表明，在"直觉"层面进行某些特定的干预，比其他改变信念的方法更有效；通过明确潜在的差异，我们能够更好地理解信念改变的过程，并有助于使干预更具有目标性。

计划行为实验

- 步骤1：使用行为实验记录表的前三列来帮助你设计行为实验，检验**旧存在方式的潜在假设**。

- 步骤2：一旦计划了这个行为实验，并确定将如何解决可能出现的任何问题或障碍，就意味着是实施行为实验的时机了。

- 步骤3：使用行为实验记录表的最后两列来回顾整个实验，以确定当时发生了什么，你从中学到了什么？以及将来可以采取哪些措施进一步巩固你的收获，这对于确保来访者从行为实验中获得最大化的学习效果至关重要。

✍ 练习：我的行为实验记录表

首先，让我们来看一看雪莉的例子，接着完成你的行为实验记录表，比较**新旧存在方式**的潜在假设，并排除实施过程中的潜在阻碍。

雪莉设计了一个行为实验来检验她的无益假设，"如果让督导师知道我的治疗内容，他就会意识到我是一个多么没用的治疗师"，这个假设给她的工作带来很大困扰。

为了比较，她提出了一个新假设："尽管我不是完美的治疗师，但我知道自己已经足够好了。如果我让督导师了解我所做的，他会认为我做得不错，并帮助我进一步改进。"

尽管她不是很相信自己**新存在方式**的假设，不过她认识到需要尝试从不同视角来看待自己的经历，这一点很重要。

雪莉的行为实验记录表

靶认知（S）	实验	预测（S）	结果	我的收获
你要检验的旧存在方式的想法、假设或信念是什么？你是否更相信诸如新假设并愿意付诸行动？首先在"直觉"层面评估自己对该信念的相信程度（0~100%），然后在"理性"层面进行评估，将"理性"层面的评分填在括号里。	设计实验来检验新的想法（如：面对、放弃安全行为，采用新的行为模式）。你在哪里？什么时候？和谁？你会特别关注什么？	你预测会发生什么？做两方面的预测，一个基于旧存在方式的假设，另一个基于新存在方式的假设。这些结果出现的可能性有多大？分别从"理性"层面和"直觉"层面进行评估（0~100%）。	实际发生了什么？你对自己有哪些觉察（行为，感受，想法）？对你所处的环境呢？对其他人呢？有什么困难了吗？你做了什么？结果与你预测的一致吗？	你现在对新旧存在方式假设的相信程度有多少（0~100%）？你从任何安全行为中学到了什么？你会舍弃它们吗？对你的生活有什么启示？新的假设是否有，修正后是否需要，修正后是什么样的？
旧假设 "如果让督导看到我的治疗，那他就会认为我是一个闲闷的治疗师。" 85%（40%） **新假设** "尽管我不是完美的治疗师，但我知道督导看重我所做的，如果我让督导了解我所做的，他会测他对我足为什么，我知道自己作的，他小为我足不达，我都能应付和帮助我进一步改进。" 10%（40%）	在下周，我会记录一次我的治疗看录，并进行督导。我会治疗的录看着我足，我会请我的督导所做一小时来帮助我的录音内容。	**旧存在方式的预测** 头脑中会出现督导师的意愿，他望在那，拒着看着个脸，那副表情告诉我我对我足为什么。我会室评他，他小为我足一个闲闷的治疗师。80%（30%） **新存在方式的预测** 我知道自己注意有效地使用了反馈技术，这足我增大的部分。我不会揣测他在想什么，如果我不清楚他提和来问他。我知道自己作的，七九为么个人还足不达的，我都能应付和处理这特性天面反馈。30%（50%）		**相信程度** 旧存在方式的假设 ____%（____%） 新存在方式的假设 ____%（____%）

排除潜在问题的障碍
你通常会利用哪些（旧存在方式的）习惯化的补偿行为或安全行为来预防依入为可能会出现的最坏结果？
我可能会尽量避免对话否认录音，即使我不得不做，我会选择做得最好的一部分，然后假设这是对话行中最困难的。
你将如何阻止自己不这样做（补偿行为或者安全行为）？
我将事提醒自己如果不做新的尝试，我不会有任何收获。我将制订一个具体计划。
如果不这么做，你会做些什么呢？
我会注意到那些让我回避的想法，这仅仅是想法，但且这想法必让我陷在了第一部分。抛开这些旧的想法，做一些不同的想法！我将把握机会，问我的督导师如实展示自己的治行。我想坦诚对待他和自己。
可能会遇到什么问题？
我可能会无法问清楚，我是否可以对我们的治疗进行录像，或者我的录像机和可能有技术故障。
你将如何应对？
我会在本周内解决问题，但如果录像和编完有技术故障，我会邀请督导师来旁听一次会谈。

我的行为实验记录表（前三列）

靶认知（S）	实验	预测（S）	结果	我的收获
你要检验的旧存在方式的想法、假设或信念是什么？你是否更相信一种新假设并愿意付诸行动？首先在"直觉"层面评估自己对该信念的相信程度（0～100%），然后在"理性"层面进行评估，将"理性"层面的评分填在括号里。	设计实验来检验新的想法（如：面对一个情境，你过去会回避的情境，放弃安全行为，采用新的行为模式。）你要在哪里？什么时候？和谁？你会特别关注什么？	你预测会发生什么？做两方面的预测，一个基于旧存在方式的假设，另一个基于新存在方式的假设。这些结果出现的可能性有多大？分别从"直觉""理性"层面进行评估（0～100%）。	实际发生了什么？你对自己有哪些觉察（行为，想法，感受，躯体感觉）？对你所处的环境呢？有什么困难？你对其他人呢？对他们做了什么？你对他们的预测一致吗？	你现在对新旧假设的相信程度有多少（0～100%）？你从任何安全行为中学到了什么？你会舍弃它们吗？对你的生活有什么启示？新的假设是否需要修正？如果有，修正后是什么样的？
旧假设		旧存在方式的预测		相信程度 旧存在方式的假设 ___%（___%） 新存在方式的假设 ___%（___%）
新假设		新存在方式的预测		

相除潜在问题的障碍
你通常会利用哪些（旧存在方式的）习惯化的补偿行为或安全行为来预防你认为可能会出现的最坏结果？
你将如何阻止自己不这样做（补偿行为或者安全行为）？
如果不这么做，你会做些什么呢？
可能会遇到什么问题？
你将如何应对？

行为实验的结果

在完成行为实验之后，花点时间去思考发生了什么（以及没有发生什么），这样你就可以完成工作表的最后两列。这些问题将帮助你总结回顾行为实验的体验，并将实验中的信息整合，以便在继续处理相关问题时使用。

✍️ **练习：** 回顾我的行为实验

首先，看看雪莉是如何开展行为实验的，以及她如何理解她所观察到的内容。注意，她完成了表格中的第4列和第5列——"结果"和"我的收获"。为了增强学习效果，她回答了关键问题，并且重评了对假设的相信程度。

现在，记录你的行为实验和收获。

🍎 雪莉的行为实验记录表

靶认知（S）	实验	预测（S）	结果	我的收获
你要检验的旧存在方式或信念是什么？你是更相信一种新假设并愿意付诸诸行动？首先在"直觉"层面上对该信念的相信程度（0～100%），然后在"理性"层面，将"理性"层面的评分填在括号里。	设计实验来检验新的想法。（如：面对一个你过去会回避的情境，采取安全行为，放弃安全行为，用新的模式。）在哪里？什么时候？和谁？你会特别关注什么？	你预测会发生什么？做两方面的预测，一个基于旧存在方式，另一个基于新存在方式。这些结果出现的可能性有多大？分别从"直觉"层面和"理性"层面进行评估（0～100%）。	实际发生了什么？你对自己有哪些觉察（行为，想法，感受，躯体感觉）？对所处的环境呢？对其他人呢？有什么困难吗？你对结果做了什么？结果与预测的一致吗？	你现在对新旧存在方式假设的相信程度有多少（0～100%）？你从任何安全行为中学到了什么？你会舍弃它们吗？对你的生活有什么启示？新的假设是否需要修正？如果有，修正后是什么样的？
旧假设 "如果我让督导看我录像/我的治疗，他就会知道我进行的治疗是没用的治疗师。" 85%（40%） **新假设** "尽管我不是完美的治疗师，但我知道如何让我的治疗变得足够好了。如果我让督导看我所做的，他会认为我帮他做得不错，并帮助我进一步改进。" 10%（40%）		**旧存在方式的预测** 我知道我督导看我的治疗头脑中会出现我在那个意思，他坐在那个，板着个脸，他会生气那么副表情露出来的。我会讨厌我督导，他小声说是会督导的治疗师。80%（30%） **新存在方式的预测** 我知道我督导过去有效地使用了反馈技术，这让我禮用了反馈。我会对我的治疗变长的，如果我不会情诺他庄想什么，如果我不清楚他提和去问他，我知道自己会作为一名治疗师，无论多么不适，我都能应付和处理这特这种工作中还是反馈。30%（50%）	我知道自己的一次治疗录音，在督导中随和展示其中一部分。不可在心，我推过这本间所有的治疗，重到周末才问到了我的录音了者。我非常想念录下的内容，开始担感觉有点不自然，然后很快地忘记了。当我开始督导自己想看时我停止感到焦虑录音。一部分我须提示着未去引导我督导对我理解他心去引。当我须须须录音，我感到我这让我想起我担心自己在学校得到的多反应，以反我一直以为我会被批评，"破"我反从让我开始想考，我有多少时间闲在担心别人的想法身上——他心里是我真正在工作之外。	**相信程度** 旧存在方式的假设 35%（30%） 新存在方式的假设 50%（60%） 我需要继续这样做，我的心急信被缓化了，但不会彻底消失。"是可以的。写下这个问题让我很烦恼，但家际上某种程度上我编实阻止了我从那么好的治疗师。回避很难让家际上学习。这让我小心忘感自己还是一个很差好的治疗师，因均我未从让督导看那里督任何具体的反馈。我计划每个月新督导一些可怕被哈暖的情境，这样我和会获得新信息，明确回答或表提一个问题。我会察刻那些担心均为自己，时间让自己平静下来，然后观看着想法走。我会尽快获得反馈，而不是依照着想法走。

设计后续的行为实验

通常需要用好几个行为实验来融入新存在方式中，因此设计后续的行为实验很重要。雪莉在完成了第一个行为实验之后，意识到她需要停止回避那些害怕会被评判的情况，于是设计了一些后续行为实验的计划。

雪莉的后续行为实验：事件？地点？人物？

首先，我会将治疗记录带到团体督导中，这对我而言是重要考验。

我也需要考虑如何在工作之外做不同的事情，因为我认为这是同一个问题。我一直待在舒适区，试图确保不做任何让自己不舒服的事情，即避免被别人评头论足。甚至对亲密的人也如此。我意识到自己甚至不会尝试为史蒂夫做饭，因为害怕会搞砸，怕他会觉得我是一个糟糕的厨师。我需要花点时间，思考一下需要开展行为实验的不同情境，也许我会从自己更有信心的情境或人开始，然后再去做那些看起来更有难度的事情（比如开始参加一个健身课程，而不是待在我熟悉的课堂）。我一直想重拾钢琴，曾在读书期间放弃了练习，计划下周试试这个。

现在，轮到你来制订自己的后续行为实验计划了。

我的后续行为实验

💭 自我反思

当计划一个行为实验时，你觉察到自己有什么样的体验（情绪、想法、行为、躯体反应）？

_____

_____

_____

_____

_____

_____

_____

你是否害怕**旧存在方式**的预测可能会成真？和"内心"或者"直觉"相比，你的"头脑"或者"理智"在多大程度相信这种结果会发生？两个层面的相信程度会有何不同？

_____

_____

_____

_____

_____

_____

_____

你在实施行为实验时体验到了什么？有什么让你感到惊奇的吗？

当在事后反思行为实验，并试图洞悉到底发生了什么时，你注意到了什么？你是否注意到什么在"理性"层面和"直觉"层面的差异？

对于自己，你有什么收获？对于作为治疗师的部分，又有什么收获？

_____

_____

_____

_____

_____

_____

_____

_____

_____

除职业角色外，作为一个个体的收获呢？

_____

_____

_____

_____

_____

_____

_____

_____

_____

_____

你如何巩固自己的这些收获？你可能需要做些什么？

_____

_____

_____

_____

_____

_____

_____

_____

_____

_____

_____

试着回想一个来访者，在"理性"层面他 / 她的信念已经发生改变，但在内心或"直觉"层面的信念仍然难以改变，你要如何运用行为实验帮助来访者在"直觉"层面转变信念？

_____

_____

_____

_____

_____

_____

_____

_____

_____

你会使用什么策略帮助来访者从行为实验中有效地学习？这会影响你对行为实验的看法吗？

_____

_____

_____

_____

_____

_____

_____

_____

_____

构建新存在方式

我喜欢新存在方式记录手册……我惊讶于如此多的东西被自己忽视了。有意思的是，我会让来访者做这些练习，并且知道它们多么有用，但自己从未亲身实践过，因为"我不需要"。我认为这是结束模块很好的方式，让它变成一个完整的循环，并强调是负性认知偏差引导我回到旧存在方式，然后将它们击为碎片！回顾这些过去和现在的存在方式，我发现自己能够更舒适地待在新存在方式里了。

——SP/SR 参与者

接下来的三个模块引出一个新概念——**存在方式**模型，我们已经在本书中有所提及。本书第一部分的重点是识别和理解**旧存在方式**。第二部分的重点是发展和强化**新存在方式**。**新存在方式策略**聚焦于优势和资源，而非问题取向，并有着浓浓的体验意味。正如我们在第 2 章中详细描述的，新旧存在方式的概念主要源自两个方面：认知科学和最近的临床创新。

认知科学主要是指多级信息加工模型的影响，尤其是 John Teasdale 和 Philip Barnard 的认知子系统交互模型，这表明在自动化加工的"更深层"里（例如潜在模式、假设、生活规则、核心信念等），我们的思想、意象、行为、情感和躯体感觉都是相对未分化的，并且习惯被"打包"来体验，用 Teasdale 和 Barnard 的术语来讲就是"推入"和"推出"。该模式也提出了认知行为治疗专家日益达成的共识：体验式策略（如行为实验和意象），是创造"内心"或"直觉"层面改变的核心。

为了更全面地理解深层的信息加工过程，我们为本工作手册创造了一种新的个案解析图，称为"磁盘图"。新旧存在方式的"磁盘"由三个同心圆组成，分别代表情绪和躯体感觉（在同一个圆内）、认知、行为，以及潜在模式。

第二个影响是创造性治疗师的临床创新，如 Christine Padesky、Kathleen Mooney、Kees Korrelboom 和其同事们，以及 Paul Gilbert；还有积极心理学对积极情绪状态的导向作用（而不只是消除消极状态）。如第2章所示，详细阐述了这些临床创新及其与认知科学的关系。

练习：我的旧存在方式

我们从概念化**旧存在方式**开始。首先，看看雪莉的**旧存在方式**的磁盘图。下面是雪莉绘制自己磁盘图的方法：

> 雪莉识别了她的情绪／躯体感觉、认知、行为和无益的维持模式，这花了她一点点时间。她必须向内探索，去识别那些情绪和躯体感受。她回忆起那些潜在模式，比如回避和安全行为、担忧和沉思、选择性关注，这些模式一度让她陷入困境。
>
> 当她在"磁盘图"的中间记录下自己的旧思维（认知）模式时，她会评估自己对这些信念的相信程度（她用行为实验前的评分来描述旧的生活方式，因为模块8中的行为实验已经对她的信念产生了影响）。

现在，请完成你的**旧存在方式**的磁盘图。然后，按照如下说明补充你的磁盘图：聚焦于你已经识别的问题，但是如果它们已经解决，你也可以考虑拓展到你已经注意到的任何其他与工作或个人相关的问题。可以通过回想一些特定的情境来帮助你产生认知，这些认知可能是无意识的想法、潜在假设、治疗师和／或个人的信念；识别情绪／躯体感觉；关注认知并评估对它们的相信程度；还要注意伴随的行为，包括思想和行为的潜在维持模式。

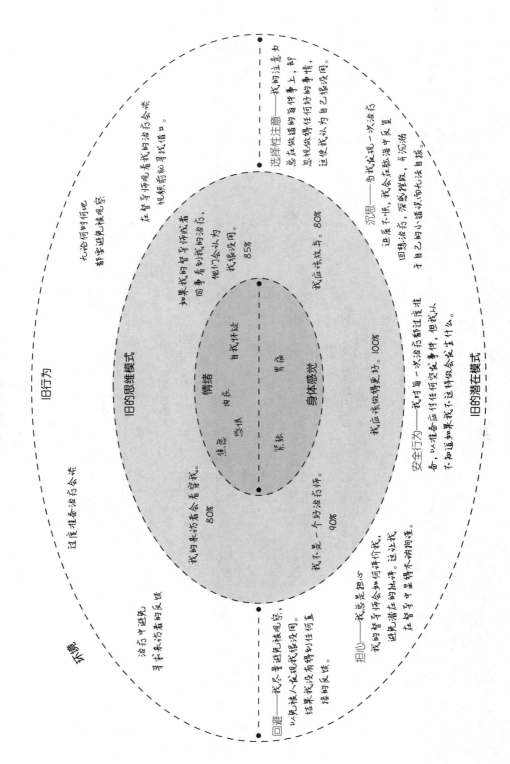

雪莉的旧存在方式

环境

旧行为

不论任何时间吧都需要避免被观察

在督导师观看我的治疗或者视频前都要找借口。

过度准备治疗会谈

治疗中避免寻求未访者的反馈

选择性注意——我的注意力总在做错的每件事上，却忽视做得任何的好的事情，这使我补为自己缓没用。

沉思——当我表现一次治疗进展不佳，深感挫败，我会在错误的脑海中反复回想治疗，导致淹没于自己的小错误汇中无法自拔。

旧的思维模式

如果我的督导师或者同事看我的治疗，他们会认为我很没用。85%

我的未访者看者会看我。80%

我不是一个好治疗师。90%

情绪

内疚 自我怀疑

焦虑 恐惧

紧张

身体感觉

胃痛

我应该放松。80%

我应该做得更好。100%

自我怀疑

旧的潜在模式

安全行为——我对每一次治疗都过度准备，以准备任何突发事件，但我从不知道如果我不这样做会发生什么。

担心——我总是想心我的督导师会如何评价我，避免潜在的批评。这让我在督导中显得不知所措。

回避——我尽量避免被观察，以免被人发现我很没用。结果我没有得到任何直接的反馈。

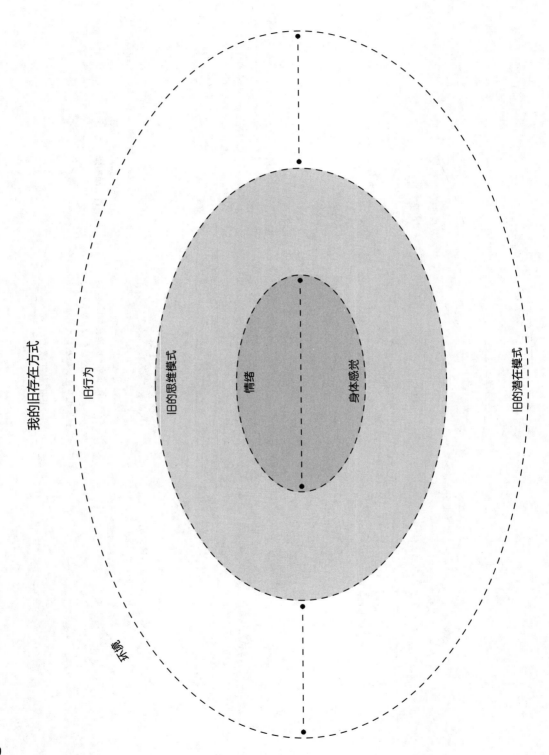

我的旧存在方式

旧行为

旧的思维模式

情绪

身体感觉

旧的潜在模式

环境

✍️ **练习：** 构建新存在方式

现在可以构建你的**新存在方式**了，找个安静的地方，花几分钟进行意象练习，类似你在设定目标时所做的意象练习，只是更加细化。

在治疗中，你通常会花2～3次会谈和来访者做这个练习，所以，也给自己充足的时间，用你的方式去探索**新存在方式**，并记录它的一些特征。然后回到当下，留意新存在方式的更多成分。练习之前，花点时间看看雪莉在她的磁盘图上对**新存在方式**的记录，并从下面的描述中了解她绘图的过程。她使用了意象，意象是构建**新存在方式**的重要技术。

雪莉想象着自己想成为的样子——那些情绪、想法和按照自己想要的方式做事的样子。尤其是，她会想象如果一切都顺心如意，自己身体上和情绪上会是什么感觉。她想到自己的优势和资源（在模块2中被识别），以此作为自己新存在方式的基石，并在磁盘图的底部记录新存在方式和新的潜在模式。然后，她发现了新的行为和新的思维方式，这些都源自她的优点和新的潜在模式。请注意，她先后2次评估了自己对新思维模式中新信念的相信程度，而不是1次。她给出了2种评价：

- "直觉"层面的信念评估——"我的内心感受（即使我理智知道它可能不是那么糟糕）。"
- "理性"层面的信念评估——"我的理性思维告诉我的更符合实际的情况。"

关键问题："我想变成什么样的人？"

想象你正处在一个曾经遇到的问题情境中，即使此刻你很难相信。你清晰地看到自己置身于当时的情境中，但是有着自己希望有的感受，并可以按照自己想要的方式行事并思考自身和所处的情境。你希望有什么感觉？你是否留意到自己身体的哪个部位体验到了这种感觉？你看到自己在做什么？你感觉如何？在你的身体里感受这种感觉，你感觉怎么样？什么样的个人优势被你带入了这个情境中？在你的身体里感受这些优势。对于自己和所处的情境，你想到了什么？有什么意象？你感觉自己和以往做事有什么不同？哪些新的潜在的思维和行为模式被你整合到了自己的新系统当中？

当完成磁盘图后，回到你的新思维方式，评估对这些新想法的相信程度。你可能会注意到自己在"直觉"层面（"我很无用"。100%）和"理性"层面（"我很无用"。50%）的相信程度有所不同。先体验"直觉"层面，写下相信程度，然后在括号中写下"理性"层面的相信程度。

雪莉的新存在方式

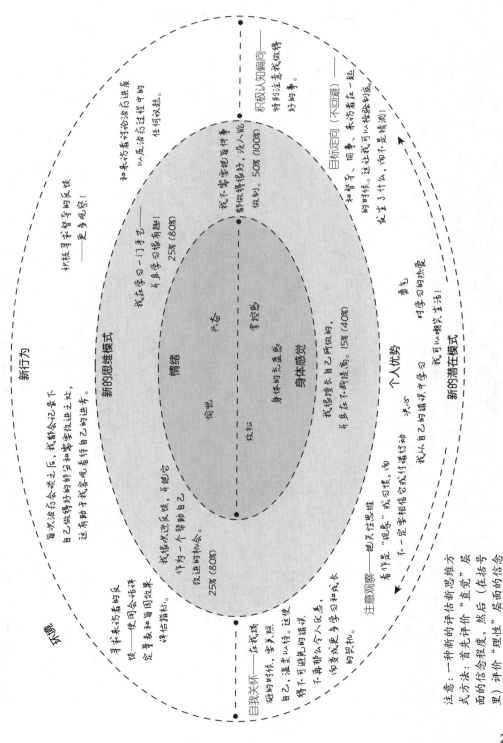

环境

新行为

寻求未来治者的反馈——使周会话中评定景表和每周效果评估指标。

每次治疗会谈之后，我都会记录下自己做得好的部分和需要改进之处，这有助于我客观看待自己的进步。

状提寻求督导的反馈——更多观察！

和未来治者针治治疗进展以反馈治疗过程中的任何问题。

新的思维模式

我在学习一门手艺——并且学习很有趣！25%（80%）

我很欢迎反馈，并把它作为一个帮助自己改进的机会。25%（80%）

情绪

愉悦
放松
兴奋
轻松感

身体感觉

身体的无虑感

我不需要把每件事都做得很好，没人能做到。50%（100%）

积极认知知偏向——特别注意我做得好的事。

目标定向（不回避）——和督导、同事、未来治者在一起的时候，这让我可以检验到底发生了什么，而不是猜测！

我很擅长自己所做的，并且在不断提高。15%（40%）

勇气
对学习的热度
我可以嘲笑生活！

自我关怀——在我碰到困难的时候，会关照自己，温柔以待。这使得我可避免那种糟糕，不再那么以令人反感，而变得能更多学习和成长的祝和。

注意观察——他只是思维看作是"现象"或习惯，而不一定要相信它或付诸行动

我以自己的错误中学习

新的潜在模式

个人优势

采用一种新的评估新思维方式方法：首先评价"直觉"层面的信念程度，然后评价"理性"层面的信念程度。

203

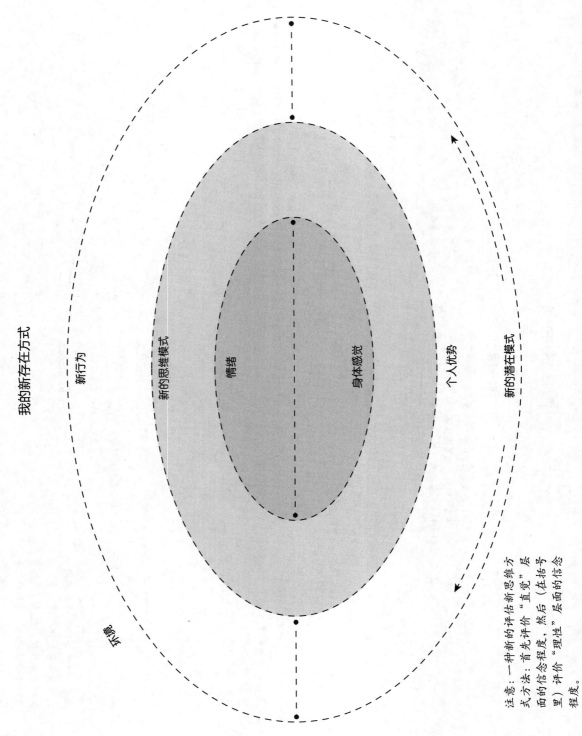

我的新存在方式

新行为

新的思维模式

情绪

身体感觉

个人优势

新的潜在模式

环境

注意:一种新的评估新思维方
式方法:首先评价"直觉"层
面的信念程度,然后(在括号
里)评价"理性"层面的信念
程度。

你可能会发现，一开始你并不相信自己的新思维方式，或者对新行为模式没有信心。我们可以使用一些策略来建立信念和信心，在这里，我们介绍其中一种——**新存在方式记录册**。在接下来的几个模块中，我们将引入许多其他的方法来强化新的信念。

新存在方式记录册基于这样一个前提：**旧存在方式**的负性认知偏差意味着我们会习惯性地关注那些强化**旧存在方式**的信息；我们系统地低估、忽略、歪曲、最小化，或是没有注意哪些信息可能支持另一种替代性的、更积极的存在方式。例如，在雪莉的例子中，她没有注意到很多来访者都有很好的改善；他们定期前来治疗；她从督导师那里得到的也几乎都是正面的反馈。

我们可以用**新存在方式**记录手册来寻找证据，以支持**新存在方式**。由于**新存在方式**可能需要一些时间来构建和巩固，因此，在最初的几周应该每天使用新的记录手册。我们建议你在完成后面的模块时规律地使用它，最好是每天使用，而对于那些更顽固的**旧存在方式**，来访者可能需要在几个月里一直使用记录手册。因为负性认知偏差的存在，之前你可能不会注意那些支持**新存在方式**的经历，**新存在方式**记录册可以帮助你不断寻找这些之前因为认知歪曲而被忽视、但是支持**新存在方式**的体验（例如：让自己做好一些小事情，为**新存在方式**"塑造肌肉"。）

在使用**新存在方式**记录册之前，我们需要先完成两个准备工作：

1. 用新存在方式概要来描述**新存在方式**的关键内容（就像模块 2 中的问题陈述一样）。

2. 要确定什么样的行为、思维方式、个人优势或躯体感觉和情绪，可以证明你将**新存在方式**融入了生活中。

在记录册的准备工作表中完成这些任务。

👤 **例子：** 雪莉的准备工作表记录

首先，我们来看看雪莉的新存在方式记录册的准备工作表。

雪莉的准备工作表记录

我的新存在方式汇总
我一直在努力提高自己的技能。我寻找自己所擅长的方面，以增强信心。我主动从督导师和来访者那里寻求反馈，因为我知道这是最快速的学习方式——即使有时很痛苦。我意识到，就像任何一个学习一门手艺的人一样，我一定会犯错误。每个人都会犯错误！我不会因为自己的错误而自暴自弃。如果我变得消极，我会觉察自己的想法，我会意识到自己还只是在学习，从而怀着一颗慈悲心善待自己，然后我会重新把注意力集中在我做得好的事情上。

这些行为的例子、思维模式和存在方式（包括我的个人优势）证明了我在采用新存在方式，并帮助我继续维持和巩固这种状态。
记录治疗会谈（即使某种程度上我真的不想做！）； 从督导师那里寻求反馈； 定期从来访者那里寻求反馈，包括满意度评估（请注意，我自己使用的会谈评估量表）； 请注意，当来访者取得进步时——也给我自己点赞； 更快地摆脱指向自身的负性情绪； 定期记录自己做得好的事（在每次治疗会谈之后）； 庆幸自己记录了需要改进之处。要认识到，作为一名治疗师，随时记录是提升自己的好方法； 不因为自己做得不好而过分自责； 对来访者的治疗持积极态度； 期待督导。

练习： 我的准备工作表记录

现在，轮到你填写新存在方式记录册的准备工作表了。

我的准备工作表记录

我的新存在方式汇总
这些行为的例子、思维模式和存在方式（包括我的个人优势）证明了我在采用新存在方式，并帮助我继续维持和巩固这种状态。

使用新存在方式记录册

为了锻炼**新存在方式**的"肌肉",最好在接下来的几周甚至几个月里定期使用记录册。虽然缺乏证据,但我们建议在至少一个月里要记录下每天体现**新存在方式**的1~5个例子,然后继续按需使用。**新存在方式**记录册在本模块和本书的其他模块都有所涉及,这样你就可以认识到不断强化**新存在方式**的价值所在。一个简单的笔记本或日记,按照每天划分,就是一本理想的记录手册,或者在手机里使用一个笔记本功能,作为一种简单的方式随身携带你的记录册。

例子: 雪莉的新存在方式记录册

下面是雪莉在记录手册上最开始两天的记录:

我的新存在方式的例子:周一

1. 我请来访者 MF 做了反馈。

2. 我请来访者 MM 做了反馈,并请她填一份会谈评估量表。然后我们讨论了她的评分,她认为那次治疗对她很有用,太棒了!

3. 我请来访者 AH 做了反馈,也请她填写了一份会谈评估量表。然后我们讨论了她的评分。她告诉我那次治疗还不错,但她觉得自己没有进步,我瞬间觉得很崩溃。然后,我想起自己的新存在方式——当然,这也是个学习的机会!下次在治疗开始前,我要问问她所指的"进步"是指什么,它是什么样子,我们怎样才能取得进步,需要做哪些不同的事情。也许反馈是个好主意!

4. 我要写这些报告。我对自己太失望了——一直到我想起不要沉溺于消极状态时,我开始静观自己,这很有帮助。

我的新存在方式的例子: 周二

1. 督导——哇，这太不一样了！约翰说我的个案概念化做得很好，他还认为我的行为实验也设计得相当不错。嘿，我正在做一些正确的事情——我也注意到了约翰的积极反馈，并没有认为这只是我运气好。

2. 又要督导了——我没有掩饰我在治疗来访者 AH 时的无力感，而是告诉约翰我的真实感受，以及治疗过程和我的困境。他对我的坦诚表示赞赏，然后告诉我他在和来访者工作时也常常会有这样的感觉！那次会谈很棒，我深受启发。

3. 我对 DW 的治疗做得很好！他认为他的想法确实影响了他的情绪感受，这是他第一次真正的"领悟"。

4. 来访者 GB 在好转——从上周开始，她的 BAI 得分下降了 5 分，我一定是做对了什么——好吧，她其实告诉过我，那些"好玩的意象练习"很有效果。

5. 来访者 EH 的治疗不太顺利，没有进展。治疗被困在这里了，我感到很绝望……不过没关系，我可以在下次督导中讨论这个案例。这是一次学习的机会……好吧，我还没能完全摆脱这种感觉，但至少我能看到这件事给我提供了学习的契机，而不是为此内疚和自责。今晚我要好好关照自己，去享受音乐会的乐趣——确保我能暂时忘记这次治疗！

✍ **练习：我的新存在方式记录册**

创建或购买一本合适的记录簿，也可以用手机记录。在下个月里每天记录体现你新存在方式的例子，划分出日期，设置一些提醒（比如给手机设闹铃）确保每天都有记录。

💭 自我反思

对你而言，构建**新存在方式**是容易还是困难的？这与**旧存在方式**相比有何不同？在描绘**旧存在方式**和构建**新存在方式**时，你的内心感受有何不同？

_____

_____

_____

_____

_____

_____

_____

你如何用意象构建你的**新存在方式**？还能做些什么来构建**新存在方式**？

_____

_____

_____

_____

_____

_____

_____

_____

临床实践经验对你构建**新存在方式**有什么启示？

_____

_____

_____

_____

_____

_____

_____

_____

_____

_____

当你评估自己的**新存在方式**的信念时，"直觉"层面的评估和"理性"层面的评估有何不同？对此你如何看待？这对来访者来说有什么意义？你如何在临床实践中针对这部分进行工作？

_____

_____

_____

_____

_____

_____

_____

_____

_____

你打算做些什么来提醒自己在日常生活中实践新存在方式？

_____

_____

_____

_____

_____

_____

_____

_____

使用记录手册来识别和记录新存在方式的例子对你来说是容易还是困难的？你是否注意到一些以前被忽略的事情？对此你有何看法？

_____

_____

_____

_____

_____

_____

_____

_____

如果要告诉同事你从这个模块中学到了什么，你会怎么说？

_____

_____

_____

_____

_____

_____

_____

_____

_____

_____

实践新存在方式

我可以很好地想象自己的故事——我在那里……它帮助我认识到，我可能忽视了很多新存在方式……我一定要铭记在心。我觉得它的目的是帮助我保持对未来的专注——与其回头去看那些否定我的证据，我更希望看到未来能证明我的证据。

——SP/SR 参与者

在模块9，你创建了自己的**新存在方式**，还制定了**新存在方式**记录手册来记录自己对**新存在方式**的实践。在接下来的两个模块中，我们会使用各种策略来强化**新存在方式**。在本模块中，我们会使用叙事、意象和躯体取向的技术来强化**新存在方式**，这些策略都源自 Korrelboom 和同事们在竞争记忆训练中所提及的"基于优势的工作"。在模块11，我们将继续运用行为实验构建**新存在方式**，因此接下来的几周我们也要继续使用**新存在方式**记录册。

对于本模块的学习，我们建议你在治疗会谈中进行常规练习，你可能需要在本模块多花点功夫，发展**新存在方式**就像是为新技能"塑造肌肉"。正如任何体能训练一样，塑造肌肉需要时间和锻炼，因此为强化这一点而设计的家庭作业是本模块的重要部分。本模块由几个不同的阶段组成，你可以选择不同的时间实施。

首先，我们来回顾目前的**新存在方式**记录册。还记得吗，我们需要把**新存在方式**记录册当成家庭作业每天记录。

练习：回顾新存在方式记录册

到目前为止，你是如何使用**新存在方式**记录册的？你能写多少？它是否能影响到你"直觉"层面的信念？你记录了多少例子？每天都会使用吗？还是会漏掉几天？又或完全忘记了或是因为其他原因没有记录？记下你的使用情况。

新存在方式记录册使用回顾

1. 新存在方式记录册对你的影响是什么？	
2. 从模块 9 开始，你在新存在方式记录册上记录了多少？	天数： 每天记录的条目数：
3.（如果有）是什么阻碍了你？ 如果有阻碍的因素，请回顾模块 6——没有完成 SP/SR 训练作业的原因，检查其中哪些因素与此相关。	
4. 如果有必要，在接下来的几周内通过问题解决方式来处理——把使用新存在方式记录册融入你的日常生活中。 运用模块 6 中解决问题的工作表。（例如：确定问题，头脑风暴各种解决方法，分析优势和劣势，选择方案，实施计划，发现可能的问题，如何克服这些问题）	

一般情况下，旧（无益的）存在方式会包含强烈的负性认知歪曲，很容易关注过去的焦虑与失败，却忽略过去的成功经历。Kees Korrelboom 和他的同事们建议，强化**新存在方式**的方法之一就是去重寻那些我们在相似或相关情境下展现出积极品质的记忆，然后重新体验这些记忆，使它们变得更加鲜活。下面的策略源自 Korrelboom 的 COMET 训练，COMET 代表竞争性记忆训练，这表明 COMET 的干预目标是增强对积极记忆的可及性（COMET 的认知科学原理，源自 Chris Brewin 的检索竞争模型，参阅第2章）。

展现新存在方式特质的实证

第一次 COMET 练习是写下两个能证明支持新存在方式特质存在的情境。这可以是一些与当前问题相类似的情况，但在其中来访者表现出一些积极特质（例如在以前的工作环境中坚持不懈）；也可以是一些能体现相同特质的情境（比如在学校坚持不懈，或坚持完成具有挑战性的连续4天步行训练）。练习结束时我们会总结所展现的积极特质。

例子： 雪莉在学校面对逆境时坚持不懈

下面是雪莉的故事之一，她发现了自己**新存在方式**的特质，这源于她的学生时代。

故事1

我10岁时得了一种怪病，一直病了6个月，后来被证明是一种慢性疲劳型病毒感染。有大半年的时间，我没有去上学，也没见朋友们，以至于当再回到学校时，我感觉自己像是被抛弃了一样。我和一群不喜欢我的同学一起上了一节课，回家后我说我不想再去上学了，我受够了，但父母坚持要我回去。我完全没有信心，觉得永远都无法赶上去，一直在挣扎，并且感觉这种状况会在接下来的3个月里持续，但事情出现了转机。一天早间休息时，霍顿夫人把我带到操场的一角，她让我坐在体育场的墙上，问我过得怎么样，我把真实情况告诉了她。我现在觉得她当时已经了解到我的状态，她是那么善良，主动提出要在放学后额外给我补课——其实最后我们只上了2次课，但她的善意让一切变得不同。从那一刻起，我下定决心，认为自己一定可以做到。大约3周内，我很快赶了上来，可以搞定学业了，6周以后我已经很好地融入了班级。从那之后，我在那1年进步神速，几乎成了我学生时代过得最好的1年。

这个故事说明了什么？体现了我什么样的积极特质？

当我被孤立时，我依然可以表现出令人难以置信的决心，并把事情做得很好。和某人交谈并感受到他的支持似乎对我很有帮助，感受到这些支持就足以让我产生克服困难的决心和毅力。

练习： 展现新存在方式特质的故事

回忆过去2个能展现你新存在方式特质的故事，可以是与你当前问题类似的情况，但你在其中表现出积极特质，或者其他类似特质。尽可能详细地描述这些情境以及你所展现的特质。在故事的结尾，总结并描述在这些故事中你的特质。

我的与新存在方式特质有关的故事

故事1

这个故事在说明什么？体现了我什么样的积极特质？

故事2

这个故事在说明什么？体现了我什么样的积极特质？

✍️ **练习**：在意象中重新体验这些故事

哪一个故事最有力地展现了你的新存在方式？再仔细读读这些故事。

花几分钟静下来，想象重新体验1个或是2个故事。闭上眼睛，想象自己再次置身于当时的处境中，在你的脑海中慢慢地重新体验它。当专注于你呈现出来的积极品质时，仔细觉察你的身体感觉、情绪和行为。

若还有时间，请再用同样的方式去体验你的第2个故事。

在意象中重温故事 (IES)

你的体验是什么？在躯体和情绪层面觉察到了什么？之后感觉如何？

在想象的故事中添加音乐和身体动作

研究表明，专注于躯体感受，聆听振奋人心的音乐可以增强情感和积极体验。下一个练习将音乐和身体动作融入描述和想象中。首先，选择一段音乐，它象征着你在故事中所展示的所有积极品质。练习时，要在音乐的伴奏下，通过肢体动作来表达你在故事中展现的积极品质。

例子： 雪莉添加了音乐和身体动作

首先，雪莉选择了她最喜欢的一段音乐，对她来说，那象征着力量、能力和决心。当她移动身体时，她注意到自己走路时很挺拔，肩膀和后背感觉更强壮。她感到身体强壮，精神振奋——准备好面对这个世界！

练习： 在想象的故事中添加音乐和身体动作

通过运动、音乐和意象来体验你的身体，尤其去感受故事中呈现的最重要的品质。当体验到这些品质时，通过肢体动作去表达自己的感受，把自己的形象融入故事中，去表达这些品质吧！播放音乐，同时动动身体（比如：走路，用手、手臂、腿和面部表情来表达）。专注于你的感受，坚持这样做几分钟，去体会这种感受、躯体和思维。在接下来的1周里，这个练习至少要重复4次。

在想象的故事中加入音乐和身体动作

你体验到了什么?

当遇到困难时,你的**新存在方式**将不可避免地会遇到挑战。为了预估和解决这些问题,我们可以识别可能会成为问题的情况,并制定相应的应对策略。

练习: 预测潜在的问题

你预计什么情况会给新存在方式带来挑战?这可能包括你的情绪、认知或行为反应;他人的行为;或与环境相关的因素(例如家庭规则或工作场所的规则或程序)。把这些情境记录下来。

潜在问题情境

1.

2.

3.

解决潜在问题的想法或规则

我们使用问题解决策略（见模块6）来解决潜在问题。解决这些存在方式问题的一个有效方法是，制定具体的规则来应对它们，就像在模块7中所提到的生活的基本假设和规则一样，这些规则可以用这样的方式陈述：如果……（命名问题）那么……（矫正策略）。

💬 **例子：** 雪莉解决潜在问题的新规则

雪莉预估的一个问题情境是她的来访者没有改善。利用问题解决策略，她通过头脑风暴想出了各种方法：

- 不要想当然地认为他们没有改善是由于自己能力不足，还有很多我无法控制的可能性。
- 很多来访者在治疗过程中并没有改善，这是现实。
- 请他们列出导致自己没有改善的原因。
- 和他们讨论各种可能性。
- 接受案例督导。

她发展出来的规则是：如果我的来访者没有改善，那么有多种可能的原因，治疗师能力不足只是原因之一。不要过早地下结论，要先仔细调查原因！

✍ **练习：我的解决潜在问题的新规则**

为你自己创建一个或几个新规则来解决潜在问题。用"如果……（命名问题）那么……（矫正策略）"的句式表达。

```
┌─────────────────────────────────────────────────────────────┐
│                        我的新规则                              │
│                                                               │
│   1.                                                          │
│                                                               │
│                                                               │
│                                                               │
│   2.                                                          │
│                                                               │
│                                                               │
│                                                               │
│   3.                                                          │
│                                                               │
│                                                               │
└─────────────────────────────────────────────────────────────┘
```

练习： 强化新存在方式的家庭作业

塑造**新存在方式**的肌肉，需要我们坚持（每天）练习——意象、行为实验和反馈，然后适时调整。因此，家庭作业是建立新的思维方式、模式、情绪和行为模式的重要组成部分。为了获得建立**新存在方式**的经验，在接下来的几周里，你需要完成下面2个家庭作业练习。你可以用便利贴和／或日记来提醒，帮助你记住每天练习和记录的经历。

> 运用肢体动作和音乐，想象你自己正实施着新的规则、模式和行为来解决问题。在接下来的1周里，这个练习至少要进行4天。在新存在方式意象家庭作业练习记录表上记录这种练习的影响。

同时，继续你的**新存在方式**，每天都要记录它带来的影响。

新存在方式意象作业练习

第1天　影响

第2天　影响

第3天　影响

第4天　影响

自我反思

从过去的经历中发现**新存在方式**的品质是什么感觉？记录它们是容易的还是困难的？当记录这些时，你在躯体上、情绪上和认知上分别有什么体验？想象它们有多容易或多困难？这有什么影响？

在提取这些故事的过程中，你所体验到的轻松或困难与来访者的体验有何联系？这些体验会如何帮助你更好地治疗来访者？

肢体动作和音乐会影响到你的感受吗？你会继续练习吗？你会将这部分融入你的临床实践吗？

_____

_____

_____

_____

_____

_____

_____

_____

你可能以前没有接触过构建新存在方式的方法，这种新方法与你通常使用的认知行为治疗技术相吻合吗？当想象用这种方法来治疗来访者时，你会有什么想法和感受？这些想法和感受是否体现了你在实践这本工作手册时的其他反应？如果是这样，你认为它们之间有怎样的联系？

_____

_____

_____

_____

_____

_____

_____

_____

_____

对于新存在方式的信念和信心，你在"理性"层面和"直觉"层面对它们的相信程度是否存在冲突？之前比较过"大脑"与"内心"的不同，现在运用这两种方式评价你自己，你有没有体验到什么变化？

_____

_____

_____

_____

_____

_____

_____

_____

_____

最困难的部分是什么？有什么事情特别容易吗？如果有，你能解释一下吗？这个模块的哪些部分对你来说是真正想要记住的？

_____

_____

_____

_____

_____

_____

_____

_____

_____

模块 11

运用行为实验检验和强化新存在方式

我在选择实验时，唯一感到困难的是有那么多选择。这一点需要注意，因为我过去总是习惯回避，半年前我为此非常纠结。我的**旧存在方式**无疑形成了巨大阻碍——别这么做，你会看起来很傻，他们会讨厌你，你会受伤的……哈，我的**旧存在方式**有多蠢！

——SP/SR 参与者

在模块8，我们讨论了不同类型的行为实验及其目的，检验了一个与**旧存在方式**相关的无益假设，并对比了新的替代性假设。在模块9和模块10中，我们介绍了一些新技术来发展和强化**新存在方式**，如运用意象和**新存在方式**记录册等。在本模块中，你将设计另一个行为实验，但这次的目标是为一个新的、有用的、与工作或个人相关的假设寻找证据，专门为强化你的**新存在方式**而设计。在实施之前，我们先回顾一下你对**新存在方式**记录册的使用情况和你在模块10中的实践练习。

✍ **练习：** 回顾新存在方式记录册和相关练习

完成新存在方式记录册及练习回顾。

新存在方式记录册及练习回顾

新存在方式记录册：
从模块 10 开始，你是否记录了更多体现自己**新存在方式**的例子？如果是，它们对你有何影响？
如果不是，那是什么阻碍了你？做些什么能够帮助你付诸行动？

包含的练习：
你能将任何具体的练习（比如叙事、意象、运动和音乐）付诸实践吗？你是怎么做的？
若你不能或不愿意这样做，是什么阻碍了你呢？有没有什么办法可以帮助你解决这个问题？（如果你觉得确实受阻碍了，可以回顾模块 6 的内容——无法完成每周活动练习的原因，看看其中有哪些因素与你现在的情况有关。）

为行为实验识别新存在方式的假设

正如模块8中所提到的，进行行为实验之前，我们需要确定一个具体的假设或信念，可以通过一个或一系列行为实验来检验。一般而言，当人们检验某个负性假设，或是要判断某个他们所恐惧的灾难性后果是否会真的发生时，提问可以让其想法逐步明晰——无论想法是言语化的还是基于意象的（例如："我会被人嘲笑""我会失败""我会被拒绝"）。然而，当我们按照旧思维模式去检验某个负性假设时，通常很难做出具体的积极预测。

当你已经开始发展自己的**新存在方式**时，与之前模块8中的行为实验相比，在接下来的行为实验中，你可能需要对一个或一组新的、有更强信念的假设进行工作。然而，理性层面和直觉层面的信念之间可能会存在一些差异。这个练习是对新假设进行"实地检验"的好机会，可以帮助我们在如何将其付诸实践方面获得一些体验式的理解。当你使用一种新的行为模式时，会发生什么？你的感受如何？人们是如何反应的？你能学到什么？是否需要对假设进行调整？

例子：佳耶新存在方式的假设

在SR/PR工作手册的前几个模块中，佳耶发现她习惯因任何她认为是错误的事情苛责自己，并且很难怀着一颗慈悲心善待自己。她识别出自己的假设："如果我对自己很慈悲，就会导致我接受失败、懈怠、降低标准。"在某种程度上，她相信自我批评很有用，并且认为这是让自己进步的唯一方法。在模块7到模块10的练习中，佳耶逐渐意识到，将自我关怀融入自己的**新存在方式**中可能会有所帮助。她知道她会对别人富有同情心（比如对自己的小妹妹），但对自己却非常严苛，简直就是在故意摧毁自己的自信心。她要检验的新假设是："如果我在犯错后对自己抱以接纳和自我关怀的态度，其实更有利于改变和进步。"在早期的实验中，她已经找到一些证据支持这个想法，但她觉得，直接检验这个假设能够给予她一些真正"直觉"层面的体验，这可能会强化新的思维方式。

✍️ 练习：创建我的新存在方式的假设

为了确定想要检验的假设，请花一些时间重新关注你在模块9和模块10的工作，让自己"进入状态"，去充分想象你的**新存在方式**，看看你能否体验到以这种方式思考、感受和做事的感觉。当置身于**新存在方式**时，用这种体验来确定一个可以通过行为实验验证的、有用的假设，这个假设可以通过行为实验来检验。或者，如果你想要延用模块8中的新假设，请设计一个新的行为实验来为它寻找更多的证据。

我要检验的新存在方式的假设是：

计划行为实验

除了没有关注任何"旧假设"之外，新模式的行为实验记录表和模块8中比较新旧假设的工作表很相似，其目的是为源于**新存在方式**的假设寻找证据。在模块8中，我们识别并排除了任何潜在的问题，然后进行行为实验，完成了检查表。在这个实验之后，我们的目标是让这些结果真正被理解和领悟，然后用这些发现来产生清晰的后续行动。

练习： 我的新存在方式的行为实验记录表

首先我们看一下雪莉的例子——雪莉决定在一次督导中尝试她的**新存在方式**。然后请尽可能详细地填写你的计划记录表。

雪莉新存在方式的行为实验记录表（前三列）

靶认知（S）	实验	预测（S）	结果	我的收获
你的新存在方式是什么？在你的新存在方式中，你要检验哪个有用的假设？写下你在"直觉"层面对该假设的相信程度（0～100%），然后在括号里写下你在"理性"层面对它的相信程度。	设计一个实验来检验你的新想法。在这里，新存在方式的优势和新存在方式会有用吗？	从新存在方式来看，你预计会发生什么？你认为有多少可能性是多少？（"直觉"层面和"理性"层面）（0～100%）	实际上发生了什么？对你而言，你观察到了什么（行为、思维、感受和身体体验上）？关于它，你和他人做了什么？你对它们有什么困难？结果在多大程度上与你的预测相符？	现在你在多大程度上会相信自己新存在方式的假设（0～100%）？关于自己的安全行为，你学到了什么？你会放弃它们吗？该实验对你有什么启示？有什么需要调整的吗？调整后会是什么样子？
新存在方式 我不害怕让所有事情都100%正确。 我还会继续学习这门手艺——它很有趣。 我做得还不错，并且我在不断进步。 **新存在方式中的假设** 如果我问督导师会不会接承认我对其个来访者的治疗感到束手无策，他会支持我，我把相比小这段经历中获得经验。10%（85%）	下周我会请一个案主督导。我会想减少把督导师，我不和道应该怎么做，我不会逃避，把不会假装一切都很顺利。	我的督导师会收获我的困惑，并且会帮助我学习——这原来根本就是他的职责。我会感到焦虑和脆弱，但总感体上会较益。30%（70%）		**确信度** 新存在方式的假设 ___（___%）

234

排除潜在问题

你可能会陷入哪些旧的行为模式？

我可能会因害怕避免对治疗会谈进行录像，甚至假提醒录像和出故障了。在督导中，我会努力为把主题转移到对风险的讨论上，来避免播放治疗录像。

在这种情况下，你的哪些优点或是新存在方式会起到作用？

我很有决心，并且做事坚持之以恒。我知道自己这时候要做什么，我会努力使用我的"毅力"！现在我真正了解了自己的模式，并且知道自己需要做什么改变。我已经问自己一些大的改变，我可以做一些大的改变（例如当我减持了很多体重时）。

你会如何利用利用这些已确定的个人优势和新存在方式来避免旧存在方式按旧存在方式行事？相应地，你会怎么做？

已无，我会注意那些让我回避录像的想法，并通过头脑中的一些画面直面它。我一直在勇敢地工作，并努力改变自己旧有的思维和行为模式。我会努力改变自己旧有的一些不同的事情，这定允许回避回。提醒自己，那和让它提醒我，我正在做一些不同的事情，这定允许回避回。

哪些实际问题可能会有妨碍？

我的督导师可能会消退这次会谈（他/她/他必须去参加活动的专家举证），或者我的录像和可能真的会有故障。

你会如何处理这些问题？

我会提先检查我的录像和，然后尽可能问更多的未治疗者是否同意录像，以确保我的准备工作做好了，并且知道自己在做什么。如果我的督导师因为特殊原因不得不取消会谈，那么我会让同事观看我的录像，寻求反馈。

我的新存在方式的行为实验记录表

靶认知	实验	预测	结果	我的收获
你的新存在方式是什么？在你的新存在方式中，你要检验哪个有用的假设？写下你在"直觉"层面对该假设的相信程度（0～100%），然后在插入的括号里写下你在"理性"层面对它的相信程度。	设计一个实验来检验你的新想法。在这里，你的优势和新存在方式会有用吗？	从新存在方式的视角来看，你预计会发生什么？你认为其发生的可能性是多少？（"直觉"层面和"理性"层面）（0～100%）	实际上发生了什么？对你而言，你观察到了什么（行为，思维，感受和身体感觉上）？关于它们和他人呢？有什么困难了？你对它们做了什么？结果在多大程度上与你的预测相符？	现在你在多大程度上会相信自己新存在方式的假设（0～100%）？关于自己的安全行为，你学到了什么？你会放弃它们吗？该实验对你有什么启示？你的新假设有什么需要调整的吗？调整后会是什么样子？
新存在方式				确信度 新存在方式的假设 ____%（____%）
新存在方式中的假设				

排除潜在问题	
你可能会陷入哪些旧的行为模式？	
在这种情况下，你的哪些优点或新存在方式会起到作用？	
你会如何利用这些已确定的个人优势和新存在方式来避免自己按旧存在方式行事？相应地，你会怎么做？	
哪些实际问题可能会有妨碍？	
你会如何处理这些问题？	

行为实验的效果

就像在模块 8 中所做的一样，完成行为实验之后，我们需要花些时间去思考究竟发生了什么（或是没有发生什么）。这时，你可以填写行为实验记录表中的第 4 栏和第 5 栏，这两栏中的问题可以帮助你总结经验，也会有助于你制订下一步的计划。

练习： 我的新方式行为实验回顾表

现在，让我们再次回到你的新方式行为实验记录表中。请你回顾在自己的实验过程中发生了什么，并将最后两栏（"结果"和"我的收获"）补充完整。

你可以参照雪莉是如何理解她的行为实验的。

雪莉新方式的行为实验记录表

靶认知	实验	预测	结果	我的收获
你的新存在方式是什么？在对你的新存在方式中，你要检验哪个有用的想法。在这里，你要检验的假设是写下你对该存在方式的相信程度(0～100%)的括号里在插入下你对它的"直觉"层面和"理性"层面相信程度。然后在括号里写下你在"直觉"层面和"理性"层面对它的相信程度。	设计一个实验来检验你的新的想法。在这里，优势和新存在方式会有用吗？	从新存在的视角来看，你预测会发生什么？你认为发生的可能性是多少？("直觉"和"理性"层面)(0～100%)	实际上发生了什么？对你而言，你观察到了什么(行为、思维、感受和身体外界和他人)呢？有什么困难吗？你对它们做了什么？结果在多大程度上与你的预测相符？	现在你在多大程度上会相信自己新存在方式上会相信的假设(0～100%)？关于你自己学到了什么？你会放弃它们吗？该实验对你有什么启示？你的新假设需要调整吗？调整后会是什么样子？
新存在方式 我不需要让所有事情都有——一谈100%正确，不编都能做到。我这会继续学习这门手艺——它很有趣。我让事情做得很糟糕，并且我还在不断进步。 **新存在方式中的假设** 如果我向督导师承认，我对某个未格著的治疗一手无脚无策，他会支持我，我也将以这段经历中获得经验。10%(85%)	下周我会等一个陷入困境的个案去督导。我会等督导师坦承我不知道该怎么做，我不会逃避、会保持一切都很顺利。	我的督导师会认为我的督导的担心，并且会帮助我学习。这原本就是他的职责。我会感到脆弱和焦虑，但总体上会获益。30%(70%)	我记录了3次治疗会谈，并呈现给督导师，并且我陷入了困境。我很焦虑。我不断提醒自己，督导师不会批评我，但那些旧的工作模式很难改变。督导师的建议非常大，他让我意识到，他没嘲笑我，也没有责怪我。这让我很安心。在直觉层面，我对自己更有信心。一方面，把新信念转化了我的新信念。另一方面，把我对新旧新存在思考自己在其他方面的信念。 没什么大的困难就是意外。我很好地计划了这个实验。在那些成功的经历中，我曾经推动自己，批战旧自己，成功后我也觉得很有力量。通过这样做，我也更有能力去应付一些小问题(比如，第一个来访者拒绝记录)。 这完全支持我对新假设的预测！它确实在"直觉"层面我得到了强化！绝对是这样，这样想就较好了……	**确信度** **新存在方式的假设** 90%（100%） 我想我可以拓展这个假设。因为我意识到在很多情况下我都会有类似的想法。"如果我尝试新事物，我会可能出现失误，但这并不意味着我应该冒更大的风险。" 工作中，我需要让自己时受更多的挑战，新事物会有挑战性，但可以帮助我学习成长。我已经同意下个月做一些新的想法，这会等更多的想法。希望我工作，我不需要按照旧方式去行动了！

239

创建后续试验

正如在模块8中所见，对塑造**新方式**而言，创建后续实验至关重要。

🧠 **例子：** 雪莉的后续实验

雪莉认识到，尽管督导的**新方式**的实验很成功，但以后她仍然不可避免地会受到他人的批评，无论这些批评是否有道理。对她而言，如何理性看待这些批评而不致让自己彻底被挫败，非常重要。

雪莉的后续实验：是什么？在哪里？和谁有关？

可能会有一些情况，我尝试新事物，并让它们出错……我的一部分仍然担心被批评，但我不可避免地会受到批评！我需要测试自己对批评或犯错的反应和信念。我需要不断将自己暴露在舒适区之外的新环境中，甚至可以故意犯一些错。我会从小事做起，比如在商店买东西给错钱——我可以从那里起步……

✍️ **练习：** 我的后续实验

请在下面的方框里，设计一个或几个行为实验，这将对强化你的**新方式**有潜在帮助。

我的后续实验：是什么？在哪里？和谁在一起？

设计一个总结式的意象、隐喻或绘画

作为本模块的最后一项练习，我们用一个总结式的意象、隐喻或绘画来呈现**新方式**，这会对你很有帮助：它们象征着**新方式**，并提示你要将**新方式**融入现实生活中。在意象中融入一些文化象征也会有所帮助，这些象征可以是一些共同的文化符号，或者浓缩了你对"英雄"品质的理解：例如，这体现了一种曼德拉式的合作意愿，而不是去怨恨那些伤害过自己的人。

例子： 佳耶的总结式意象、隐喻或绘画

> 佳耶从网上下载了一幅莲花的图片，提醒自己要对自己慈悲、关怀，她复印了几张，放在书桌上、日记本的扉页和治疗室里。

练习： 我的总结式意象、隐喻或绘画

现在，请你花几分钟时间，看你能不能想出一个象征你新存在方式的意象、隐喻或画面，你可以在下面的空白处做一些笔记、绘画或者复制那个图像。

我的总结式意象、隐喻或绘画

你可能会在接下来的一周或者几周，发现更合适的意象或隐喻。若如此，你可以记录下新的版本，并使用新版本进行练习。你可以设置一些线索或提示，来帮助自己每天多次唤起这些意象和隐喻，以便让它们更好地融入你的生活中。请思考你会用什么线索来提醒自己？

唤起我的意象或隐喻的提示线索

💭 自我反思

当你为检验自己**新存在方式**的假设设计行为实验时，你觉察到了什么？（你的情绪？躯体感受？想法？行为？有什么令你惊奇的事吗？）

_____

_____

_____

_____

_____

_____

_____

_____

　　请回顾你的行为实验，试着理清究竟发生了什么，感觉如何？想想你的**新存在方式**的假设，在"直觉"层面和"理性"层面的信念水平之间是否会有差异？

_____

_____

_____

_____

_____

_____

_____

_____

_____

　　当回想**新存在方式**的实验中发生了什么，你能觉察到从中学到的任何东西吗（无论是作为治疗师，还是对你的个人生活）？抑或二者皆适用？

_____

_____

_____

_____

_____

_____

_____

_____

_____

现在，你会如何理解在认知行为治疗实践中检验**新旧存在方式**的用意？

_____

_____

_____

_____

_____

_____

_____

_____

_____

你是如何创造一个意象、隐喻或绘画来总结自己的**新存在方式**的？这有用吗？会有什么阻碍吗？如果有，有什么能帮助到你呢？

_____

_____

_____

_____

_____

_____

_____

_____

在本模块中,你学到了哪些重要的东西?

_____

_____

_____

_____

_____

_____

_____

_____

_____

_____

模块 12

维持和巩固新存在方式

我感觉新存在方式的维持计划本身就能帮助我坚持下来。我担心自己会半途而废，或者忘记这一切——我真的不想这样！因此，我会将自己新存在方式的维持计划打印出来，让它漂漂亮亮地放在安全可见的地方！

——SP/SR 参与者

认知行为治疗的一个关键目标是让来访者获得技能和信念，等治疗结束时他们就可以成为自己的治疗师。为实现这样的目标，一个策略就是从治疗开始就强调"预防复发"。当然，在治疗接近尾声时，会更强调预防复发的重要性。在治疗后期的会谈中，治疗师鼓励来访者总结回顾自己的治疗，思考在理解、管理和克服问题上有哪些收获。通常，来访者和治疗师会核对治疗目标的完成情况，并确定哪些技术被证明是有价值的，然后他们会考虑来访者在未来可能面临的障碍以及应该如何应对，并关注如何识别早期预警信号，以采取预防措施。该过程结束时通常会形成一个概要，也称之为"蓝图"，来访者可以将其带回家，以此提醒自己在治疗过程中所取得的进步。

从基于优势的视角来看待，**由内而外地体验认知行为治疗**最后阶段的会谈目标不仅是"预防复发"，还有"维持和巩固**新存在方式**"。我们期待能够帮助来访者将**新存在方式**更好地融入日常生活中并加以巩固，正如我们在本工作手册中（尤其最后几个模块）所做的那样。

最后一个模块有两个目的。首先，带你了解维持和巩固**新存在方式**的流程，这类似于对来访者治疗结束时的干预。你将重新审视自己**新存在**

方式的自我解析和信念评估，并制定个人"蓝图"，我们把这个"蓝图"称作"我的**新存在方式**的维持计划。"

本模块的第二个目的是反思你作为认知行为治疗师的职业生涯。你之所以和这本书结缘，是因为你想用"个人自我"或"治疗师自我"（或者兼而有之）来"由内而外地体验认知行为治疗"，并从"治疗师自我"的视角来思考这对你临床工作的意义。这段经历感觉如何？它有价值吗？如果有，具体体现在哪里？这对你的未来会有什么影响？你会如何将你所学到的经验运用到作为治疗师的以及更广阔的生活中去并不断成长？或许你希望将一些 SP/SR 的实践整合到你未来的临床实践（和 / 或个人角色）中。

✍️ **练习**：回顾 PHQ-9 和 GAD-7

首先，运用 PHQ-9 和 GAD-7 来重新评估自己，就像在治疗结束时评估来访者一样。如果你已经用过其他的问卷来评估你的进步，那么现在可以用同样的问卷进行重评。

患者健康问卷（PHQ-9）：SP/SR 实施之后

在过去的两周里，你在多少时间里受到以下问题的困扰？	完全没有	有几天	一半以上时间	几乎每天
1. 做事提不起劲或没有兴趣。	0	1	2	3
2. 感到心情低落，沮丧或绝望。	0	1	2	3
3. 入睡困难、睡不安稳或睡眠过多。	0	1	2	3
4. 感觉疲倦或没有活力。	0	1	2	3
5. 食欲不振或吃得太多。	0	1	2	3
6. 觉得自己很糟或觉得自己很失败，或让自己、家人失望。	0	1	2	3
7. 难以专注（例如看报纸或看电视时）。	0	1	2	3
8. 行动或说话速度缓慢到别人已经察觉？或刚好相反——变得比平日更烦躁或坐立不安，动来动去。	0	1	2	3
9. 有不如死去或用某种方法伤害自己的念头。	0	1	2	3

得分：

0—4 分：没有抑郁

5—9 分：提示可能有轻度抑郁

10—14 分：提示可能有中度抑郁

15—19 分：提示可能有中重度抑郁

20—27 分：提示可能有重度抑郁

我的分数：＿＿＿＿

广泛性焦虑障碍-7 量表（GAD-7）：SP/SR 实施前

在过去的两周里，你在多少时间里受到以下问题的困扰？	完全没有	有几天	一半以上时间	几乎每天
1. 感到紧张、不安或烦躁。	0	1	2	3
2. 不能停止或无法控制担心。	0	1	2	3
3. 对各种各样的事情担忧过多。	0	1	2	3
4. 很紧张，很难放松下来。	0	1	2	3
5. 非常焦躁，以致无法静坐。	0	1	2	3
6. 变得容易烦恼或易被激怒。	0	1	2	3
7. 感到似乎有什么可怕的事情会发生。	0	1	2	3

得分：

0—4 分：没有焦虑

5—9 分：提示轻度焦虑

10—14 分：提示可能有中度焦虑

15—21 分：提示可能有重度焦虑

我的分数：＿＿＿＿＿

练习：重温视觉模拟评估

回顾你最初的挑战性问题（模块1）。作为提示，在下面的问题部分进行简要的总结。通过在模块1中制作的视觉模拟评估来评估你**目前**的不适程度，并将其与之前的得分进行比较，有什么变化吗？有多大程度的变化？你如何解释这一变化？

我的视觉模拟评估

我的挑战性问题：

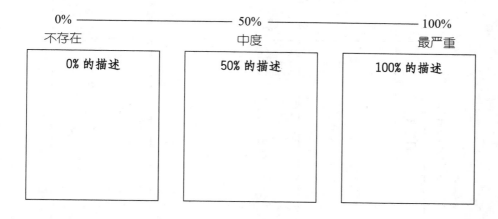

✍ **练习：回顾我的目标**

看看模块2和模块6，并回想你制定的目标和模块6所评估的治疗进展。你现在做得如何？总结自己的经验和下一步的安排。

回顾我的目标

	目标1	目标2
对每个目标的进展进行评论。 你为自己设定的时间表是怎样的？ 它们是否像你最初认为的那样为现实可行？它们可以评估吗？		
具体有什么障碍（如果有）？ ● 内部因素（如，自我怀疑，自我低动力，旧的拖延模式，自我批评） ● 你可以控制的外部因素（如，商业，家庭需要） ● 超出可控范围的外部因素		
你下一步要做什么？		

✎ **练习：** 回顾我的新旧存在方式

旧存在方式的自我概念化

首先，回到模块9，回顾**旧存在方式**下的自我概念化。这看起来有多熟悉？有什么变化吗？如果有，你注意到了什么？你是不是花了很多时间在旧存在方式上？如果没有，发生了什么变化？把你的反思写在下面的方框里。

我的旧存在方式：我注意到有什么不同？

新存在方式的自我概念化

回顾模块9中新存在方式的磁盘图，或者最好把它复制到本节中新存在方式的磁盘图上，来进一步完善新的方法。看看有没有任何你想添加的东西，比如，你可能会需要把在模块11中形成的意象或隐喻加进去，或者加入当时没有考虑到的一些优点。

现在回顾一下新的思维方式，把在模块9中形成的新的思维方式加到新存在方式磁盘图里，并在"直觉"层面和"理智"层面分别重新评估这些认知。和模块9中的评估有什么不同吗？差异是什么？你取得了多少进步？是什么造成了这种变化？

我的新存在方式：我注意到有什么不同？

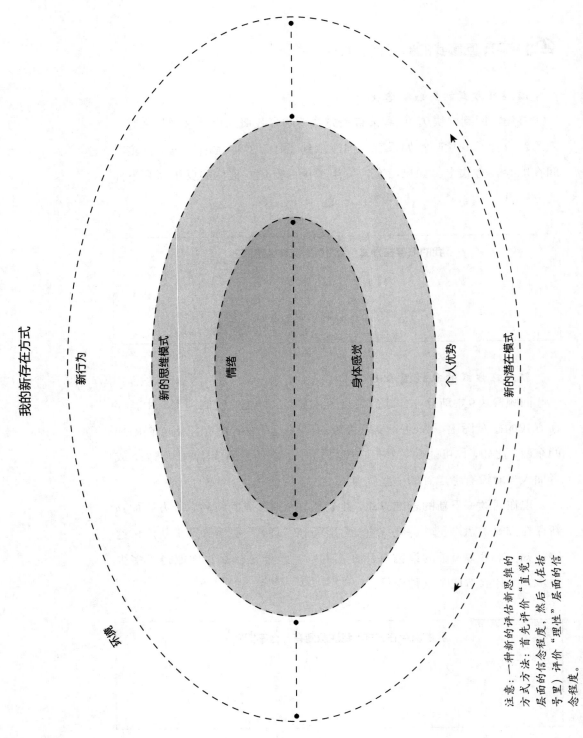

我的新存在方式

环境

新行为

新的思维模式

情绪

身体感觉

个人优势

新的潜在模式

注意：一种新的评估新思维的
方式方法：首先评价"直觉"
层面的信念程度，然后（在括
号里）评价"理性"层面的信
念程度。

我的新存在方式记录册

你是否能坚持记录**新存在方式**？会带来什么不同吗？如果会，那是如何发生的？如果你没能坚持下去，那是有什么障碍呢？你能用任何方式解决这个问题吗？有什么能帮助你做到这一点呢？这对来访者会有什么影响？

我的新存在方式记录手册：它对我有什么影响？

我的新存在方式的叙事、意象、音乐和身体运动（COMET 练习）

你是否会继续反思自己在模块10中想象和写下的**新存在方式**的故事？你是否能将这些融入生活中，并且可以随时想起来？你有做音乐和运动的练习吗？这有什么不同吗？

我的新存在方式的叙事、意象、音乐和肢体动作：它们有帮助吗？

我的行为实验

行为实验对你有什么影响？你有没有设计什么其他的行为实验，或者用一种"行为实验"的方式思考你的经历？设计行为实验是容易还是困难？追踪它们的结果了吗？

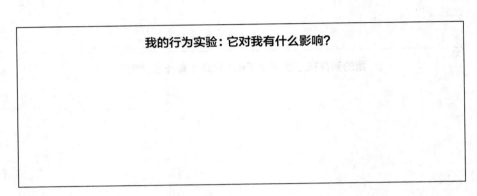

我的行为实验：它对我有什么影响？

我概括性的意象、隐喻或绘画

你觉得模块11末尾的概括性意象、隐喻和绘画有用吗？你能在适当的时候把它记在心里吗？多长时间？是什么让你想到这样做，或者是什么阻碍了你的发展？

意象、隐喻和绘画：我注意到了什么？

✍️ **练习：** 是什么帮助我从旧存在方式转变到新存在方式？

回顾一下工作手册，哪些自我实践的练习有助于你从**旧存在方式**转变到**新存在方式**（例如：进行五因素的个案概念化，包括优势和文化因素、活动计划、思维记录、意象、隐喻、行为实验、躯体取向的策略、增加获得积极记忆的机会、**新存在方式**记录手册或使用你的"新规则"发展解决潜在问题的策略）？将这些技术列在下面的表格里，并圈出你最想记住并在未来继续使用的方法。

我最有用的自我实践练习
有没有"顿悟"时刻的例子？具体是什么？

✍️ **练习：** 制订新存在方式的维持计划

制订个人改变的蓝图以及**新存在方式**的维持计划。回顾一下在工作手册上做过的一些练习，可以提醒你从哪里开始，以及现在处于什么阶段，这可能会有帮助。你还可以将完成的表格打印出来，放在显眼的地方，这样你就可以经常提醒自己已经取得的进步以及之后的计划，以让自己在未来不断成长。

我的新存在方式维持计划

通过实施 SP/SR，对自己的优势领域和问题领域的发展与维持因素，我有哪些了解？
我学到了哪些能够帮助我成长与改变的策略和技巧？
我在未来如何继续强化新存在方式？（用什么技术？有哪些线索和提示？）
哪些内部的（想法或情绪）或外部的（情境）因素会妨碍我实践新存在方式？
什么可能会给我带来挫折，并让我退回到旧存在方式中？（例如：未来的压力、工作问题、个人的弱点、人际关系、生活问题）？
有什么早期的线索可以让我保持警醒？

如果遇到挫折，我该怎么办？如果看到可能会受挫的早期迹象，我能做些什么来扭转呢？我如何提醒自己运用优势、资源和新策略来解决潜在的问题？

如何通过完成工作手册把我学到的东西加以运用？对未来的反思实践我有什么目标？

在职业生涯中，可以采取什么措施来让自我反思常态化？回顾第3章的章节"构建反思能力"，是否能找到有一些有用的技巧？

为了实现这些新的目标，我可能要面临哪些困难和挑战？我如何才能克服这些困难？

💭 自我反思

在建立新的思维方式和创造新的行为和潜在模式的过程中，哪些**新存在方式**的策略是最有效的？

_____

_____

_____

_____

_____

_____

_____

_____

从**由内而外地体验认知行为治疗**的经验来看，如何理解体验性策略和认知策略的关系，以及它们的相对有效性？你认为应该如何让体验性策略和认知策略更好地融合？

_____

_____

_____

_____

_____

_____

_____

你是否注意到该如何创建一个清晰的、书面的新存在方式维持计划？有没有什么想法、情感或行为让你感到惊讶？

_____

_____

_____

_____

_____

_____

_____

_____

_____

如何发展一个自己的**新存在方式**维持计划，并对未来的临床治疗实践产生影响？

_____

_____

_____

_____

_____

_____

_____

_____

_____

对自己由内而外地体验认知行为治疗，你有什么经验总结？

_____

_____

_____

_____

_____

_____

_____

_____

_____

_____

在完成这本工作手册之后，你认为最重要的、可以"带回家（bring home）"的信息——从专业的角度来看？

_____

_____

_____

_____

_____

_____

_____

_____

_____

从个人的视角来看呢？

_____

_____

_____

_____

_____

_____

_____

_____

_____

_____

你认为将来继续使用 SP/SR 是有价值的吗？如果有，你会怎么做？你会采取什么措施确保让 SP/SR 在你的职业生涯中常态化？有什么会妨碍这一点的实现吗？

_____

_____

_____

_____

_____

_____

_____

_____

_____

_____

模块注释

模块注释的目的是通过提供评论和参考文献来提高工作手册的价值，从而加深读者对认知行为治疗原则和实践的理解。本书的练习大多假定使用工作手册的从业者已经熟悉认知行为治疗的原理和实践。然而，情况可能并非总是如此。一些从业者把工作手册作为他们学习体验的一部分，而其他人可能对认知行为治疗实践很熟悉了，想要更详细地分析自己的使用情况。

我们首先提供6种推荐的核心教材，这些都为认知行为治疗提供了强有力的理论基础，并且是回顾许多关键技术的有用的参考书籍。我们还推荐了3种高级教材给更有经验的认知行为治疗从业者，这些教科书假定从业者已经具备基本的认知行为治疗技术。

接下来推荐的教材囊括了12个模块中的所有注释。这些注释有不同的目的：它们扩展了模块中所包含的技术的基本原理；提供了更多的理论背景和关于干预措施及其运用的详细信息；他们引导读者阅读推荐教材的章节，以及其他可能有用的参考文献。

推荐的核心认知行为治疗教材

Beck, J. S. (2011).*Cognitive behavior therapy: Basics and beyond* (2nd ed.). New York: Guilford Press.

Greenberger, D., & Padesky, C. (1995).*Mind over mood: Change how you feel by changing the way you think.*New York: Guilford Press.

Kuyken, W., Padesky, C. A., & Dudley, R. (2009).*Collaborative case conceptualization: Working effectively with clients in cognitive-behavioral therapy.* New York: Guilford Press.

Persons, J. B. (2008).*The case formulation approach to cognitive-behavior therapy.* New York: Guilford Press.

Sanders, D., & Wills, F. (2005).*Cognitive therapy: An introduction.* London: Sage.

Westbrook, D., Kennerley, H., & Kirk, J. (2011).*An introduction to cognitive behaviour therapy: Skills and applications*(2nd ed.). London: Sage.

推荐的高级认知行为治疗教材

Butler, G., Fennell, M., & Hackmann, A. (2008).*Cognitive-behavioral therapy for anxiety disorders: Mastering clinical challenges.* New York: Guilford Press.

Newman, C. F. (2013). *Core competencies in cognitive-behavioral therapy.*New York: Routledge.

Whittington, A., & Grey, N. (2014).*How to become a more effective therapist: Mastering metacompetence in clinical practice.* Chichester, UK: Wiley.

模块 1：识别一个挑战性问题

评估的使用

认知行为治疗一直强调要使用测量作为评估有效性的一种方式。测量已经以各种方式被使用，例如：辅助评估；建立基线；在治疗中提供反馈；收集关于疗效的客观证据。Westbrook 等人（2011，第5章）建议要更全面地讨论在 CBT 中使用评估方法。

在本模块中，我们将 PHQ-9（Kroenke，Spitzer，& Williams，2001）作为抑郁症的基本筛查工具，GAD-7(Spitzer，Kroenke，Williams，& Löwe，2006) 作为焦虑障碍的基本筛查工具，这些工具简便、免费，因而被广泛应用（是英国国家卫生服务机构推荐的工具）。它们可能与你的"挑战性问题"无关，因此，我们也鼓励你去寻找和利用那些针对自己问题的评估（例如，愤怒、对不确定性的不耐受、缺乏自我关怀），这样你就能更好地评估自我实践的效果。例如，过去 SP/SR 参与者已经使用了愤怒的评估（Reynolds，Walkey，& Green，1994），不确定性的无法耐受（Buhr & Dugas，2002）和自我关怀（Neff，2003）。

评估和问题识别

大多数 CBT 入门课程都包括这一章，描述了清晰识别和确定治疗中要解决的问题的重要性。问题识别是功能分析的基础，而功能分析又反过来影响了 CBT 的概念化。Persons（2008）在关于案例概念化的综合著作中（见"推荐的核心教材"）强调并解释了问题清单的重要性，并将其作为初始案例概念化的基础。Westbrook 等人（2011）也详细描述和理解当前问题的过程，以及这些问题是如何被评估和解析的。

用视觉模拟量表来评价情绪

要清楚地说明使用视觉模拟的尺度（Greenberger & Padesky，1995），Beck（2011）提供了更多的技术细节，用于识别、区分情绪，以及评估情绪的强度。

延伸阅读

Buhr, K., & Dugas, M. J. (2002). The intolerance of uncertainty scale: Psychometric properties of the English version. *Behaviour Research and Therapy, 40*, 931–945.

Kroenke, K., Spitzer, R. L., & Williams, J. B. W. (2001). The PHQ-9: Validity of a brief depression severity measure. *Journal of General Internal Medicine, 16*, 606–613.

Neff, K. D. (2003). The development and validation of a scale to measure self-compassion. *Self and Identity, 2*, 223–250.

Reynolds, N. S., Walkey, F. H., & Green, D. E. (1994). The anger self report: A psychometrically sound (30item) version. *New Zealand Journal of Psychology, 23*, 64–70.

Spitzer, R. L., Kroenke, K., Williams, J. B., & Löwe, B. (2006). A brief measure for assessing generalized anxiety disorder: The GAD-7. *Archives of Internal Medicine, 166*, 1092–1097.

模块 2：解析问题，为改变做准备

五因素模型

Greenberger 和 Padesky 对这个模型进行了清晰的描述，Padesky 和 Mooney（1990）描述了该模型如何应用于来访者身上。在随后的出版物中，该模型被赋予了不同的名称，包括五领域模型、五因素模型和五系统模型。如果你感兴趣的是这个模型如何适用于低强度的 CBT 干预，Williams（2009）提供了一个很好的综述"克服抑郁：五领域的途径"（*Overcoming depression: A five areas approach*）。

理解文化背景

在近几年中，一些 CBT 方向的作者强调了文化在帮助来访者和治疗师理解他们的经验上，以及 CBT 技术适用于不同文化背景上的作用。Hays 一直是将多元文化治疗方法纳入 CBT 的有力支持者，如第 2 章所示。她的著作《跨文化联结：助人者的工具箱》（*Connecting Across Cultures: The Helper's Toolkit,* 2013），详细描述了"寻根问源"（ADDRESSING）工具，说明了将文化融入日常 CBT 实践的各种方法。在 Kuyken、Padesky 和 Dudley（2009）所著的第 4 章中，也展示了来访者的文化背景可以被有效地整合到一个基于优势的案例概念化中。

使用问题陈述来发展解析

一些读者可能对"问题陈述"的理念不太熟悉。这一方法的目的是用来访者的语言描述问题、背景，以及对他/她的生活产生的影响，以便达成共同的理解。它是一种协同制定、分析和描述问题维持解析的有用的简约方法。这个问题陈述在英国的低强度 CBT 服务中经常被使用，现在已拓展到全球范围内。详情请见 Richards and Whyte 的著作（2011）。

在案例解析中融入优势

我们在最初的 CBT 治疗中引入了一种基于优势的元素，正如在第 2 章中提到的，将优势结合起来构建复原力是 SP/SR 方法的重要原则之一。Kuyken、Padesky、Dudley、Padesky 和 Mooney（2012）所著的第 4 章中详细阐述了将优势融入案例概念化的过程，这是构建来访者复原力的重要一步。

使用意象来设定目标

意象有助于设定有效的目标。关于在认知行为治疗中使用意象的综合描述，请参阅 Hackmann 等人（2011）所著《牛津认知治疗意象指南》（*Oxford Guide to Imagery in Cognitive Therapy*），指南提供了关于使用意象来创建目标的具体细节。

设定 SMART 目标

关于使用 SMART 原则确定目标的重要性的详细信息，请参阅 Westbrook 等人所著（2011 年）。

延伸阅读

Hackmann, A., Bennett-Levy,J., & Holmes, E. (2011).*Oxford guide to imagery in cognitive therapy*. Oxford,UK: Oxford University Press.

Hays, P. A. (2013).*Connecting across cultures: The helper's toolkit*. Los Angeles: Sage.

Hays, P. A., & Iwamasa, G. Y. (Eds.). (2006). *Culturally responsive cognitive-behavioral therapy: Assessment,practice, and supervision*. Washington, DC: American Psychological Association.

Padesky, C. A., & Mooney, K. A. (1990). Clinical tip: Presenting the cognitive model to clients. *International Cognitive Therapy Newsletter, 6*, 13–14. Available at *http://padesky.com/clinical-corner/publications*; click on "Fundamentals."

Padesky, C. A., & Mooney, K. A. (2012). Strengths-based cognitive–behavioural therapy: A four-step model to build resilience. *Clinical Psychology and Psychotherapy, 19*, 283–290.

Richards, D., & Whyte, M. (2011).*Reach out: National programme student materials to support the delivery of training for Psychological Wellbeing Practitioners delivering low intensity interventions* (3rd ed.).London: Rethink.

Williams, C. (2009). *Overcoming depression: A five areas approach*. London: Hodder Arnold.

模块 3：运用行为激活改变行为模式

行为激活策略是 CBT 的关键部分，也是 Beck 开发的抑郁症认知治疗的原始模型 (Beck, Rush, Shaw, & Emery, 1979)。经典的贝克认知治疗包括早期治疗的活动计划，尤其针对重度抑郁的来访者。行为激活最初的目的是意志减退的恶性循环，因为活动减少，也就减少了与愉快活动的接触，导致情绪低落。它通过鼓励对行为和情绪的监控，探索模式（例如，活动和情绪之间的关系）来实现这一点，然后计划有意义的活动，这些活动可能会改善情绪。当来访者变得更加活跃时，CBT 治疗师通常会以此为契机，将行为实验融入过程中。例如，检验来访者对他或她能实现的目标的信念，以及这些活动可能带来的快乐程度。他们也可以利用愉悦感和成就感的评估来帮助来访者识别从参与各种活动中获得的微小好处。

最近，行为激活（BA）已被发展为一种有实证基础的独立干预，这种干预在其自身基础上发展出一种不同的理论，更紧密地忠实于原始的行为原则。这个模块内的初始激活练习和认知行为治疗早期使用的活动计划与正式行为激活的早期阶段都是一致的。

大多数现行的认知行为治疗教材均包括活动日程安排或行为激活的部分，将之作为更广泛的认知行为治疗的组成部分（例如，Westbrook 等人，2011）。Greenberger 和 Padesky（1995）介绍了来访者活动计划的使用情况，这与经典的 CBT 一致，也包括有用的来访者手册。

如果你对将行为激活作为一个独特的干预策略感兴趣，请参见

Martell、Addis 和 Jacobson 的（2001）影响深远的《抑郁：指导行动的策略》（*Depression in Context: Strategies for Guided Action*）和 Martell 等人的（2010）《抑郁症的行为激活：临床指南》（*Behavioral Activation for Depression: A Clinician's Guide*）。此外，还有一本优秀的自助手册，名为《一步克服抑郁症》（*Overcoming Depression One Step at a Time*）（Addis & Martell，2004）。可以让来访者一起使用，如果想要深入体验行为激活，也可以独自完成。

延伸阅读

Addis, M. E., & Martell, C. R. (2004).*Overcoming depression one step at a time*. Oakland, CA.: New Harbinger.

Beck, A. T., Rush, A. J., Shaw, B. F., & Emery, G. (1979). *Cognitive therapy of depression*. New York: Guilford Press.

Martell, C. R., Addis, M. E., & Jacobson, N. S. (2001). *Depression in context: Strategies for guided action*. NewYork: Norton.

Martell, C., Dimidjian, S., & Herman-Dunn, R. (2010). *Behavioral activation for depression: A clinician's guide*. New York: Guilford Press.

模块 4：识别无益的思维和行为

所有好的 CBT 入门教材都侧重于识别认知和思维模式，并涵盖五因素模型。参见任何推荐的核心教材。

"箭头向下"技术

"箭头向下"技术在 Greenberger 和 Padesky 的著作（1995）以及 Westbrook 等人所著的教材（2011）里有很详尽的描述。

使用思维日记识别和记录负性自动思维

关于使用思维记录来识别和记录负性自动思维，在 Greenberger 和 Padesky（1995）的著作第5章，Beck 的著作（2011）第9章有详细描述。

无益模式和思维及行为的过程

Frank 和 Davidson（2014）案例概念化的跨诊断路线图很好地描述了跨诊断过程和机制，并阐释了它们在案例概念化中的作用。在 Westbrook 等人（2011）的著作中可以找到一份有用的常见认知偏差列表。在安全行为的两篇有趣的论文中，Thwaites 和 Freeston（2005）描述了安全行为与适应性应对策略的区别，Rachman、Radomsky 和 Shafran（2008）描述了不适应的安全行为和明智地使用安全行为的区别。

维持循环

在 Westbrook 等人（2011）的作品中，有一些以图表的形式绘制的维持循环的绝佳例子（例如，安全行为，逃避／回避，活动减少，灾难性的解释和高度警觉）。

延伸阅读

Frank, R. I., & Davidson, J. (2014). *The transdiagnostic road map to case formulation and planning: Practical guidance for clinical decision making.* Oakland, CA: New Harbinger.

Rachman, S., Radomsky, A. S., & Shafran, R. (2008). Safety behaviour: A reconsideration. *Behaviour Research and Therapy, 46*, 163–173.

Thwaites, R., & Freeston, M. (2005). Safety seeking behaviours: Fact or fiction? How can we clinically differentiate between safety behaviours and adaptive coping strategies across anxiety disorders? *Behavioural and Cognitive Psychotherapy, 33*, 1–12.

模块 5：运用认知技术修正无益思维和行为

识别和修改无益的思维和行为模式是认知行为疗法的灵魂。推荐的关键教材完全涵盖了这个主题。模块 5 的重点是认知模式的改变。在模块 3（行为激活）、模块 8、模块 10 和模块 11（行为实验和其他体验式方法）中，用体验式的方法来改变是很有特色的。

苏格拉底式提问

在一篇被广为引用的会议报告中，Padesky（1993）将苏格拉底式提问称为认知行为治疗的"基石"。Greenberger 和 Padesky（1995，第 6 章），Beck（2011，第 11 章）和 Westbrook 等人（2011，第 7 章）的作品都给出了不同类型的苏格拉底式提问的示例。

拓展的案例解析

拓展的案例解析对 Westbook 等人（2011，第 4 章）的解析图示进行了调整。有关构建案例解析的综合描述可见于 Persons（2008）和 Kuyken 等人（2009）所编教材——参见"推荐的核心 CBT 教材"。Sanders 和 Wills（2005）详细描述了如何对认知内容和过程进行干预。

延伸阅读

Padesky, C. A. (1993, September). *Socratic questioning: Changing minds or guided discovery?* Paper presented at the European Congress of Behavioural and Cognitive Therapies, London. Available at *http://padesky.com/clinical-corner/publications*; click on "Fundamentals."

模块 6：回顾治疗进展

模块6回顾了在模块1和模块2中所描述的目标和视觉模拟评估量表，然后分析了实施SP/SR的阻碍和如何应用问题−解决策略来解决。

实施 SP/SR 的阻碍

我们结合 Beck、Rush、Shaw 和 Emery 所著教材（1979）中不做自助作业的可能原因，让参与者认识到可能会有很多因素影响 SP/SR 的实施。其他可能影响实施的阻力，特别是与人际关系相关的阻力，在 Leahy（2001）《认知治疗中克服阻抗》（*Overcoming Resistance in Cognitive Therapy*）中得到了解决。贝克（2011，第17章）对家庭作业做了有益的讨论，并提出了提高"家庭作业依从性"的想法。Kazantzis、Deane、Ronan 和 L'Abate (2005) 的著作中详细描述了如何在 CBT 中使用家庭作业。

问题解决

Westbrook 等人（2011）和 Sanders 和 Wills（2005）所著的教材介绍了结构化的问题解决方法。关于这个过程的更详细的描述，请参阅 Nezu、Nezu 和 D'Zurilla（2012）。

延伸阅读

Beck, A. T., Rush, J. A., Shaw, B. F., & Emery, G. (1979). *Cognitive therapy for depression*. New York: Guilford Press.

Kazantzis, N., Deane, F. P., Ronan, K. R., & L'Abate, L. (2005). *Using homework assignments in cognitive behavior therapy*. New York: Routledge.

Leahy, R. L. (2001). *Overcoming resistance in cognitive therapy*. New York: Guilford Press.

Nezu, A. M., Nezu, C. M., & D'Zurilla, T. J. (2012). *Problem-solving therapy: A treatment manual*. New York:Springer.

模块 7：识别无益假设并重构新的替代性假设

思维的层面

大多数认知行为治疗的教材都介绍了思维的三个层面：自动思维、潜在假设（有时被称为中间信念）和核心信念，可见 Beck（2011）、Greenberger 和 Padesky（1995）。

潜在假设

识别潜在假设和"生活规则"并进行准确描述，是一项重要的认知行为治疗技能。假设和规则通常为行为实验提供了基础（参见模块 8 和模块 11）。Sanders 和 Wills（2005）和 Beck（2011）都详细描述了认知行为治疗中的潜在假设，并介绍了识别它们的方法（Beck 称之为"中间信念"）。Butler、Fennell 和 Hackmann（2008年）详细描述了潜在假设在治疗焦虑障碍中的作用。

模块 8：运用行为实验检验与新替代性假设对应的无益假设

行为实验

大多数 SP/SR 参与者都非常熟悉作为认知行为治疗重要干预技术的暴露技术。然而，有些人可能不太熟悉行为实验。我们建议他们应该试试看！研究表明，行为实验是认知行为疗法中最有力的干预手段之一（Bennett-Levy et al.，2004），它们似乎比自动思维记录更有效（Bennett-Levy，2003；McManus，Van Doorn，& Yiend，2012），在某些情况下甚至比暴露更有效，尤其是对社交焦虑的来访者（Clark et al.，2006；McMillan & Lee，2010；Ougrin，2011）。

暴露和行为实验之间有关键的区别。暴露是基于行为模式的，来访者暴露于令人恐惧的刺激中，并且保持接触直到对恐惧习惯化为止。行为实验是建立在认知行为模式的基础上，其设计目的是通过计划的体验活动来检验对自我、他人或世界的想法、假设或信念。简而言之，暴露范式表明，对公众演讲感到恐惧的人应该体验公众演讲的情境，直至他／她对恐惧习惯化。行为实验范式表明，单独暴露可能是不够的，恐惧不会被习惯化，除非恐惧相关的信念被成功识别，挑战，并被推翻和否定（例如："如果我去演讲，人们将看到我是多么愚蠢"或"我会变得脸部通红，看起来像个十足的蠢货"或者"我会完全失去头绪，最终像个雕像矗立在那里"）。因此，行为实验旨在检验个体的特殊信念。

暴露和行为实验的另一个关键区别是，暴露范式在很大程度上局限于治疗焦虑障碍，而行为实验可以用来检验任何精神障碍的来访者的信念（例如，"如果起床，我只会变得更抑郁"）。换句话说，行为实验比暴露技术应用得更广泛。

对行为实验的理论、设计和实践的参考是 Bennett-Levy 等人（2004）所著的《牛津认知治疗行为实验指南》（*Oxford Guide to Behavioural Experiments in Cognitive Therapy*）。在 Westbrook 等人（2011，第9章）和 Butler 等人（2008，第6章）的作品中也可以看到相关的章节。

"头脑"与"内心"或"直觉"的区别

对来访者这样的描述，所有的 CBT 治疗师都会觉得非常熟悉："我理智上知道这一点，但是……在我的心里……我的本能反应是……"。正如我们在第2章中所指出的，有坚实的理论依据支持"头脑"与"内心"或"直觉"层面的信念是不同模式和信息加工层面的功能。Teasdale 和 Barnard 的认知子系统交互模型（ICS）模式和其引用的参考文献建议，与更多没有体验成分的理性认知技术相比，体验式技术如行为实验、意象和躯体取向的干预可能会更成功地创建"直觉层面"的改变。Stott（2007）提供了有趣的关于"头脑"和"内心"差异的讨论，以及它们对 CBT 的意义。

在模块8和其他几个模块中,我们强调了"头脑"和"内心"或"直觉"层面信念的区别,要求参与者分别对其进行评估,这样参与者就可以自己体验这些差异,并思考治疗的意义。现在就断言不同的"身体信念"(如"直觉"与"内心")之间是否存在有意义的差异还为时过早,但一些研究表明这是可能存在的(Nummenmaa et al.,2014),"直觉"层面的信念尤其与恐惧、焦虑和厌恶情绪相关。

延伸阅读

Bennett-Levy, J. (2003). Mechanisms of change in cognitive therapy: The case of automatic thought records and behavioural experiments. *Behavioural and Cognitive Psychotherapy, 31*, 261–277.

Bennett-Levy,J., Butler, G., Fennell, M., Hackmann, A., Mueller, M., & Westbrook, D. (Eds.).(2004). *The Oxford guide to behavioural experiments in cognitive therapy.* Oxford, UK: Oxford University Press.

Clark, D. M., Ehlers, A., Hackmann, A., McManus, F., Fennell, M., Grey, N., et al. (2006). Cognitive therapy versus exposure and applied relaxation in social phobia: A randomized controlled trial. *Journal of Consulting and Clinical Psychology, 74*, 568–578.

McManus, F., Van Doorn, K., & Yiend, J. (2012).Examining the effects of thought records and behavioral experiments in instigating belief change. *Journal of Behavior Therapy and Experimental Psychiatry, 43*, 540–547.

McMillan, D., & Lee, R. (2010). A systematic review of behavioral experiments vs. exposure alone in the treatment of anxiety disorders: A case of exposure while wearing the emperor's new clothes? *Clinical Psychology Review, 30*, 467–478.

Nummenmaa, L., Glerean, E., Hari, R., & Hietanend, J. K. (2014).Bodily map of emotions. *Proceedings of the National Academy of Sciences, 111*, 646–651.

Ougrin, D. (2011). Efficacy of exposure versus cognitive therapy in anxiety disorders: Systematic review and meta-analysis. *BMC Psychiatry, 11*, 200.

Stott, R. (2007). When head and heart do not agree: A theoretical and clinical analysis of rational-emotional dissociation (RED) in cognitive therapy. *Journal of Cognitive Psychotherapy: An International Quarterly, 21*, 37–50.

模块 9：构建新存在方式

存在模式模型：新旧存在方式

在撰写本书的过程中，我们已经开发出了**存在方式**模型。第一次公开使用"**新存在方式**"这个词是在 Hackmann、Bennett-Levy 和 Holmes（2011）的著作中。我们已经扩展了 Hackmann 等人的理念，采用基于图式的方法，以 Teasdale 和 Barnard 的认知子系统交互模型（ICS）为基础。第 2 章中描述了**存在方式**模型的理论和临床原理，这尤其要感谢 Teasdale 和 Barnard，Brewin、Padesky 和 Mooney，以及 Korrelboom 对我们思维的启发。

"图式"一词大多数时候被认知行为治疗师解释为负面的——负性的核心信念和/或相关的负性情绪和行为（James，Goodman，Reichelt，2014）。然而很明显的是，人类既有有益的图式，也有无益的图式；而且许多图式并非一定是在核心信念层面的，它们是我们通过实践和体验学到的存在方式和生活规则。有经验的治疗师有许多自动化的、基本上是无意识的图式，当他们看到不同表现的来访者时，这些图式会被"推进"和"推出"，他们的思维伴随着一系列的行为、情绪和身体反应，这些反应在类似的情境下是一致的、可预测的。当某些图式不像其他图式那样有效或有功能时，它们可能会成为治疗师在实施 SP/SR 时需要处理的"挑战性问题"。这些模式需要关注吗？可能需要。是否需要在"核心信念"层面上给予关注？在很多情况下，可能不会。

新旧存在方式的磁盘模型

我们想要以一种系统观来代表模型。经过实验，我们选择了"同心圆"的方法，而不是通常被称为"中央供暖图"（centralheating diagram）格式的更典型的认知行为治疗案例解析。这与 Teasdale 和 Barnard 的认知子系统交互模型是一致的，意味着图式是"被推入"和"被推出"的，它是一套认知、情绪、身体感觉和行为的集合体。因此，将这些元素作为既彼此之间密切相关，又分别是整体的一部分的结构来看，似乎是合适的，一个圆盘状的同心圆（磁盘）似乎可以用来描述。对于来访者而言，这个磁盘可能比通常用的案例解析图示更印象深刻。

在**新存在方式**的呈现中，我们将个人的优势与资源引入图示的中心，因为优势是**新存在方式**的核心。请参阅第2章关于磁盘模型的讨论。

新存在方式的记录手册

最初，我们设想使用积极的数据日志（Greenberger & Padesky，1995）来记录**新存在方式**的证据。然而，我们很快意识到，新存在方式的概念内涵远远超出了单作为一套新信念收集证据的方法本身。

以图式为基础，新存在方式包括新的行为、新的认知、新的潜在模式，以及与身体和情感接触的新方式。因此，**新存在方式**的记录手册被用来记录过程和结果——新的做事方式本身是很重要的，不管它们是否对信念有任何可评估的影响。

延伸阅读

Hackmann, A., Bennett-Levy, J., & Holmes, E. A. (2011). *The Oxford guide to imagery in cognitive therapy*. Oxford, UK: Oxford University Press.

James, I. A., Goodman, M., & Reichelt, F. K. (2014). What clinicians can learn from schema change in sport. *The Cognitive Behaviour Therapist, 6*, e14.

Teasdale, J. D. (1996). Clinically relevant theory: Integrating clinical insight with cognitive science. In P. M.Salkovskis (Ed.), *Frontiers of cognitive therapy* (pp. 26–47). New York: Guilford Press.

Teasdale, J. D. (1999). Emotional processing, three modes of mind and the prevention of relapse in depression. *Behaviour Research and Therapy, 37*, S53–S77.

模块 10：实践新存在方式

本模块的特点是 Korrelboom 和同事竞争记忆训练（COMET）的工作。第2章描述了 COMET 的基本原理，以及它与 Brewin 的提取竞争内存可用性的关系。Korrelboom 的工作包括叙事、意象、身体动作和音乐。它提供了一种体验式的方法，如果在常规基础上练习，它应该会影响到"内心"或"直觉"水平。对竞争记忆训练的价值研究，证明过去成功的记忆对情绪会产生积极的影响（Biondolillo & Pillemer），积极的意象（Pictet，Coughtrey，Mathews，& Holmes，2011）、肢体动作（Michalak，Mischnat，& Teismann，inpress）和音乐（Sarkamo，Tervaniemi，Laitinen et al.，2008）。

延伸阅读

Biondolillo, M. J., & Pillemer, D. B. (in press).Using memories to motivate future behaviour: An experimental exercise intervention. *Memory*.

Korrelboom, K., Maarsingh, M., & Huijbrechts, I. (2012). Competitive memory training (COMET) for treating low self-esteem in patients with depressive disorders: A randomized clinical trial. *Depression and Anxiety, 29*, 102–112.

Korrelboom, K., Marissen, M., & van Assendelft, T. (2011). Competitive memory training (COMET) for low self-esteem in patients with personality disorders: A randomized effectiveness study. *Behavioural and Cognitive Psychotherapy, 39*, 1–19.

Michalak, J., Mischnat, J., & Teismann, T. (in press). Sitting posture makes a difference—Embodiment effects on depressive memory bias. *Clinical Psychology and Psychotherapy*.

Pictet, A., Coughtrey, A. E., Mathews, A., & Holmes, E. A. (2011).Fishing for happiness: The effects of generating positive imagery on mood and behaviour. *Behaviour Research and Therapy, 49*, 885–891.

Sarkamo, T., Tervaniemi, M., Laitinen, S., Forsblom, A., Soinila, S., Mikkonen, M., et al. (2008). Music listening enhances cognitive recovery and mood after middle cerebral artery stroke. *Brain, 131*, 866–876.

模块 11：使用行为实验检验和强化新存在方式

检验新存在方式的行为实验

有三种方法来建立假设检验行为实验。我们可以检验旧假设（假设A），或者将一个旧假设与一个新假设（假设 A 和假设 B）进行比较，就像在模块8中所讲。或者我们可以简单地为一个新的假设建立证据（假设 B），最后一个选项是模块11的焦点。

正如第2章所示，仅仅检验新假设是不够的。Teasdale 和 Barnard 的认知子系统交互模型表明，我们加工体验式策略影响的思维方式是至关重要的。如果我们通过**旧存在方式**的思维模式来加工一个体验（例如，"我在说话时感到紧张，但就蒙混过关了"），我们就只能在一个完全不同的角度来通过**新存在方式**的思维模式加工这个体验（例如，"我在说话时感到紧张，但我可以控制自己的表现，人们似乎也能接受我的表达"）。新存在方式的视角倾向于对不同类型的信息持一种开放的心态，否则就会被旧的思维框架所轻视或忽视。因此，行为实验的重要性仅仅集中在为假设 B 构建证据，加工体验的思维模式决定了被处理的信息。

创建一个总结式的意象、隐喻或图画

第11单元包含了总结式的意象、隐喻、肖像和／或图画，这很大程度上来源于 Padesky 和 Mooney（2000，2012）的工作，他们一直强调意象和隐喻的价值，以作为旧系统／新系统模型的总结或提醒。Gilbert（2005，2013）的慈悲心智训练也强调了意象对创造一个更有慈悲心的自我的价值。Hackmann 等人（2011，第13章）利用意象创造和构建**新存在方式**，这些意象是从 Padesky 和 Mooney、Gilbert、Korrelboom 的工作中抽取的。有关在 CBT 中使用隐喻的详细信息，请参阅 Stott、Mansell、Salkovskis、Lavender 和 Cartwright-Hatton（2010）。绘画、肖像和其他艺术形式也提

供了一种媒介，可以在象征性的层面上概括意义。这种方法在 Butler and Holmes（2009）的一章中得到了很好的阐述。

延伸阅读

Butler, G., & Holmes, E. A. (2009). Imagery and the self following childhood trauma: Observations concerning the use of drawings and external images. In L. Stopa (Ed.), *Imagery and the damaged self: Perspectives on imagery in cognitive therapy* (pp. 166–180). New York: Routledge.

Gilbert, P. (Ed.). (2005). *Compassion: Conceptualisations, research and use in psychotherapy*. Hove, UK:Routledge.

Gilbert, P., & Choden.(2013). *Mindful compassion*. London: Robinson.

Hackmann, A., Bennett-Levy,J., & Holmes, E. A. (2011). *The Oxford guide to imagery in cognitive therapy*. Oxford, UK: Oxford University Press.

Mooney, K. A., & Padesky, C. A. (2000). Applying client creativity to recurrent problems: Constructing possibilities and tolerating doubt. *Journal of Cognitive Psychotherapy, 14*, 149–161.

Padesky, C. A., & Mooney, K. A. (2012). Strengths-based cognitive–behavioural therapy: A four-step model to build resilience. *Clinical Psychology and Psychotherapy, 19*, 283–290.

Stott, R., Mansell, W., Salkovskis, P., Lavender, A., & Cartwright-Hatton,S. (2010). *Oxford guide to metaphors in CBT: Building cognitive bridges*. Oxford, UK: Oxford University Press.

模块 12：维持和巩固新存在方式

复发预防／维持和巩固新存在方式

复发预防是 CBT 治疗成功的一个关键因素。复发预防策略基于这样一个理念，希望来访者最终成为他／她自己的治疗师。参见 Sanders 和 Wills（2005，第 9 章），Beck（2011，第 18 章）和 Newman（2013，第 9 章）的作品，可以得到更多关于结束治疗和复发预防的有用技巧。从新的视角来看，最后一个模块的目的更多的是为了维持和强化新存在方式，而不是预防复发，但是有关总结回顾和考虑未来的影响的策略基本相同。

新存在方式的维持计划

新存在方式的维持计划遵循了 CBT 治疗师在最后的治疗会谈中经常使用的"蓝图"计划。在遇到挑战或困难时，将制订预防复发的书面计划或保持和加强新存在方式，作为一个积极的提醒，提醒我们应该做些什么来保持这种势头。Butler 等人（2008）以焦虑障碍的背景，针对如何使用蓝图，提供了特别有用且详细的描述。Sanders 和 Wills（2005）也给出了一个简单的蓝图的例子。

参考文献

1. Padesky, C. A. (1996). Developing cognitive therapist competency: Teaching and supervision models.In P. M. Salkovskis (Ed.), *Frontiers of cognitive therapy* (pp. 266–292). New York: Guilford Press.

2. Bennett-Levy, J., & Lee, N. (2014). Self-practice and self-reflection in cognitive behaviour therapy training: What factors influence trainees' engagement and experience of benefit? *Behavioural and Cognitive Psychotherapy, 42*, 48–64.

3. Bennett-Levy, J., Turner, F., Beaty, T., Smith, M., Paterson, B., & Farmer, S. (2001). The value of self-practice of cognitive therapy techniques and self-reflection in the training of cognitive therapists. *Behavioural and Cognitive Psychotherapy, 29*, 203–220.

4. Beck, A. T., & Freeman, A., & Associates. (1990). *Cognitive therapy of personality disorders*. New York: Guilford Press.

5. Beck, J. S. (1995). *Cognitive therapy: Basics and beyond*. New York: Guilford Press.

6. Friedberg, R. D., & Fidaleo, R. A. (1992). Training inpatient staff in cognitive therapy. *Journal of Cognitive Psychotherapy, 6*, 105–112.

7. Wills, F., & Sanders, D. (1997). *Cognitive therapy: Transforming the image*. London: Sage.

8. Safran, J. D., & Segal, Z. V. (1990). *Interpersonal processes in cognitive therapy*. New York: Basic Books.

9. Sanders, D., & Bennett-Levy,J. (2010). When therapists have problems: What can CBT do for us? In M. Mueller, H. Kennerley, F. McManus, & D. Westbrook (Eds.), *The Oxford guide to surviving as a CBT therapist* (pp. 457–480). Oxford, UK: Oxford University Press.

10. Beck, J. S. (2011). *Cognitive behavior therapy: Basics and beyond* (2nd ed.). New York: Guilford Press.

11. Kuyken, W., Padesky, C. A., & Dudley, R. (2009). *Collaborative case conceptualization: Working effectively with clients in cognitive-behavioral*

therapy. New York: Guilford Press.

12. Newman, C. F. (2013). *Core competencies in cognitive-behavioral therapy*. New York: Routledge.

13. Bennett-Levy,J., Lee, N., Travers, K., Pohlman, S., & Hamernik, E. (2003). Cognitive therapy from the inside: Enhancing therapist skills through practising what we preach. *Behavioural and Cognitive Psychotherapy, 31,* 145–163.

14. Bennett-Levy,J., Thwaites, R., Chaddock, A., & Davis, M. (2009). Reflective practice in cognitive behavioural therapy: The engine of lifelong learning. In J. Stedmon & R. Dallos (Eds.), *Reflective practice in psychotherapy and counselling. Maidenhead* (pp. 115–135). Berkshire, UK: Open University Press.

15. Davis, M., Thwaites, R., Freeston, M., & Bennett-Levy,J. (in press). A measurable impact of a self-practice/self-reflection programme on the therapeutic skills of experienced cognitive-behavioural therapists. *Clinical Psychology and Psychotherapy.*

16. Thwaites, R., Bennett-Levy,J., Davis, M., & Chaddock, A. (2014). Using self-practice and self-reflection(SP/SR) to enhance CBT competence and meta-competence.In A. Whittington, & N.Grey (Eds.), *The cognitive behavioural therapist: From theory to clinical practice* (pp. 241–254).Chichester, UK: Wiley-Blackwell.

17. Haarhoff, B., & Farrand, P. (2012). Reflective and self-evaluative practice in CBT. In W. Dryden & R. Branch (Eds.), *The CBT handbook* (pp. 475–492). London: Sage.

18. Haarhoff, B., Gibson, K., & Flett, R. (2011). Improving the quality of cognitive behaviour therapy case conceptualization: The role of self-practice/self-reflection. *Behavioural and Cognitive Psychotherapy, 39,* 323–339.

19. Farrand, P., Perry, J., & Linsley, S. (2010). Enhancing Self-Practice/Self-Reflection(SP/SR) approach to cognitive behaviour training through the use of reflective blogs. *Behavioural and Cognitive Psychotherapy, 38,* 473–477.

20. Chellingsworth, M., & Farrand, P. (2013, July). *Is level of reflective ability in SP/SR a predictor of clinical competency?* British Association of Behavioural and Cognitive Psychotherapy Conference,London.

21. Chigwedere, C., Fitzmaurice, B., & Donohue, G. (2013, September). *Can SP/SR be a credible equivalent for personal therapy? A preliminary qualitative analysis.* European Association of Behavioural and Cognitive Therapies, Marrakesh, Morocco.

22. Gale, C., & Schroder, T. (in press). Experiences of self-practice/self-reflection in cognitive behavioural therapy: A meta-synthesis of qualitative studies. *Psychology and Psychotherapy.*

23. Fraser, N., & Wilson, J. (2010). Self-case study as a catalyst for personal development in cognitive therapy training. *The Cognitive Behaviour Therapist, 3*, 107–116.

24. Fraser, N., & Wilson, J. (2011). Students' stories of challenges and gains in learning cognitive therapy. *New Zealand Journal of Counselling, 31*, 79–95.

25. Chaddock, A., Thwaites, R., Freeston, M., & Bennett-Levy,J. (in press). Understanding individual differences in response to Self-Practice and Self-Reflection(SP/SR) during CBT training. *The Cognitive Behaviour Therapist, 7*, e14.

26. Schneider, K., & Rees, C. (2012). Evaluation of a combined cognitive behavioural therapy and interpersonal process group in the psychotherapy training of clinical psychologists. *Australian Psychologist, 47*, 137–146.

27. Cartwright, C. (2011). Transference, countertransference, and reflective practice in cognitive therapy.*Clinical Psychologist, 15*, 112–120.

28. Laireiter, A.-R., & Willutzki, U. (2003). Self-reflection and self-practice in training of cognitive behaviour therapy: An overview. *Clinical Psychology and Psychotherapy, 10*, 19–30.

29. Laireiter, A.-R., & Willutzki, U. (2005). Personal therapy in cognitive-behavioural therapy: Tradition and current practice. In J. D. Geller, J. C. Norcross, D. E. Orlinsky (Eds.), *The psychotherapist's own psychotherapy: Patient and clinician perspectives* (pp. 41–51). Oxford, UK: Oxford University Press.

30. Schön, D. A. (1987). *Educating the reflective practitioner.* San Francisco: Jossey-Bass.

31. Skovholt, T. M., & Rønnestad, M. H. (2001). The long, textured path from novice to senior practitioner.In T. M. Skovholt (Ed.), *The resilient practitioner: Burnout prevention and self-care strategies for counselors, therapists, teachers, and health professionals.* Boston: Allyn & Bacon.

32. Sutton, L., Townend, M., & Wright, J. (2007). The experiences of reflective learning journals by cognitive behavioural psychotherapy students. *Reflective Practice, 8*, 387–404.

33. Milne, D. L., Leck, C., & Choudhri, N. Z. (2009). Collusion in clinical supervision: Literature review and case study in self-reflection.*The Cognitive Behaviour Therapist, 2*, 106–114.

34. Bennett-Levy,J. (2006). Therapist skills: A cognitive model of their acquisition and refinement. *Behavioural and Cognitive Psychotherapy, 34*, 57–78.

35. Bennett-Levy,J., & Thwaites, R. (2007). Self and self-reflection in the therapeutic relationship: A conceptual map and practical strategies for the training, supervision and self-supervision of interpersonal skills. In P. Gilbert & R. Leahy (Eds.), *The therapeutic relationship in the cognitive behavioural psychotherapies* (pp. 255–281). London: Routledge.

36. Niemi, P., & Tiuraniemi, J. (2010). Cognitive therapy trainees' self-reflections on their professional learning. *Behavioural and Cognitive Psychotherapy, 38*, 255–274.

37. Bennett-Levy,J., McManus, F., Westling, B., & Fennell, M. J. V. (2009). Acquiring and refining CBT skills and competencies: Which training methods are perceived to be most effective? *Behavioural and Cognitive Psychotherapy, 37*, 571–583.

38. Kazantzis, N., Reinecke, M. A., & Freeman, A. (2010). *Cognitive and behavioral theories in clinical practice*. New York: Guilford Press.

39. Teasdale, J. D. (1996). Clinically relevant theory: Integrating clinical insight with cognitive science.In P. M. Salkovskis (Ed.), *Frontiers of cognitive therapy* (pp. 26–47). New York: Guilford Press.

40. Teasdale, J. D. (1997). The transformation of meaning: The Interacting Cognitive Subsystems approach. In M. Power & C. R. Brewin (Eds.), *Meaning in psychological therapies: Integrating theory and practice* (pp. 141–156). New York: Wiley.

41. Teasdale, J. D. (1997). The relationship between cognition and emotion: The mind-in-place in mood disorders. In D. M. Clark & C. G. Fairburn (Eds.), *The science and practice of cognitive behavior therapy* (pp. 67–93). Oxford, UK: Oxford University Press.

42. Teasdale, J. D. (1999). Emotional processing, three modes of mind and the prevention of relapse in depression. *Behaviour Research and Therapy, 37*, S53–S77.

43. Teasdale, J. D. (1999). Multi-level theories of cognition-emotion relations. In T. Dalgleish & M.Power (Eds.), *Handbook of cognition and emotion* (pp. 665–681). New York: Wiley.

44. Teasdale, J. D, & Barnard, P. J. (1993). *Affect, cognition and change: Re-modelling depressive thought*. Hove, UK: Erlbaum.

45. Brewin, C. R. (2006). Understanding cognitive behaviour therapy: A retrieval competition account. *Behaviour Research and Therapy, 44*, 765–784.

46. Mooney, K. A., & Padesky, C. A. (2000). Applying client creativity to recurrent problems: Constructing possibilities and tolerating doubt. *Journal of Cognitive Psychotherapy, 14*, 149–161.

47. Padesky, C. A. (2005, June). *The next phase: Building positive qualities with cognitive therapy*. Paper presented at the 5th International Congress of Cognitive Psychotherapy, Gotenburg, Sweden.

48. Padesky, C. A., & Mooney, K. A. (2012). Strengths-based cognitive–behavioural therapy: A four-step model to build resilience. *Clinical Psychology and Psychotherapy, 19*, 283–290.

49. Ekkers, W., Korrelboom, K., Huijbrechts, I., Smits, N., Cuijpers, P., & van der Gaag, M. (2011).Competitive memory training for treating depression and rumination in depressed older adults: A randomized controlled trial. *Behaviour Research and Therapy, 49*, 588–596.

50. Korrelboom, K., de Jong, M., Huijbrechts, I., & Daansen, P. (2009). Competitive memory training(COMET) for treating low self-esteem in patients with eating disorders: A randomized clinical trial. *Journal of Consulting Clinical Psychology, 77*, 974–980.

51. Korrelboom, K., Maarsingh, M., & Huijbrechts, I. (2012). Competitive memory training (COMET)for treating low self-esteem in patients with depressive disorders: A randomized clinical trial. *Depression and Anxiety, 29*, 102–112.

52. Korrelboom, K., Marissen, M., & van Assendelft, T. (2011). Competitive memory training (COMET) for low self-esteem in patients with personality disorders: A randomized effectiveness study. *Behavioural and Cognitive Psychotherapy, 39*, 1–19.

53. van der Gaag, M., van Oosterhout, B., Daalman, K., Sommer, I. E., & Korrelboom, K. (2012). Initial evaluation of the effects of competitive memory training (COMET) on depression in schizophrenia-spectrum patients with persistent auditory verbal hallucinations: A randomized controlled trial. *British Journal of Clinical Psychology, 51*, 158–171.

54. Hackmann, A., Bennett-Levy, J., & Holmes, E. A. (2011). *The Oxford guide to imagery in cognitive therapy*. Oxford, UK: Oxford University Press.

55. Persons, J. B. (2008). *The case formulation approach to cognitive-behavior therapy*. New York:Guilford Press.

56. Beck, A. T. (1976). *Cognitive therapy and the emotional disorders*. New York: International Universities Press.

57. Beck, A. T., Rush, A. J., Shaw, B. F., & Emery, G. (1979). *Cognitive therapy of*

depression. New York:Guilford Press.

58. Kuehlwein, K. T. (2000). Enhancing creativity in cognitive therapy. *Journal of Cognitive Psychotherapy, 14*, 175–187.

59. Beck, A. T, Emery, G., & Greenberg, R. L. (1985). *Anxiety disorders and phobias: A cognitive perspective*. New York: Basic Books.

60. Harvey, A. G., Watkins, E., Mansell, W., & Shafran, R. (2004). *Cognitive behavioural processes across psychological disorders: A transdiagnostic approach to research and treatment*. Oxford, UK:Oxford University Press.

61. Hawton, K., Salkovskis, P., Kirk, J., & Clark, D. (1989). *Cognitive behaviour therapy for psychiatric problems*. Oxford, UK: Oxford University Press.

62. Salkovskis, P. M. (Ed.). (1996). *Frontiers of cognitive therapy*. New York: Guilford Press.

63. Barlow, D. H., Allen, L. B., Choate, M. L. (2004). Toward a unified treatment for emotional disorders. *Behavior Therapy, 35*, 205–230.

64. Barlow, D. H., Farchione, T. J., Fairholme, C. P., Ellard, K. K., Boisseau, C. L., Allen, L. B., et al.(2011). *Unified protocol for transdiagnostic treatment of emotional disorders: Therapist guide*. NewYork: Oxford University Press.

65. Frank, R. I., & Davidson, J. (2014). *The transdiagnostic road map to case formulation and treatment planning*. Oakland, CA: New Harbinger.

66. Farchione, T. J., Fairholme, C. P., Ellard, K. K., Boisseau, C. L., Thompson-Hollands,J., Carl, J. R.,et al. (2012). Unified protocol for transdiagnostic treatment of emotional disorders: A randomized controlled trial. *Behavior Therapy, 43*, 666–678.

67. Titov, N., Dear, B. F., Schwencke, G., Andrews, G., Johnston, L., Craske, M. G., et al. (2011). Transdiagnostic internet treatment for anxiety and depression: A randomised controlled trial. *Behaviour Research and Therapy, 49*, 441–452.

68. Frederickson, B. (2009). *Positivity*. New York: Crown.

69. Seligman, M. E., Steen, T. A., Park, N., & Peterson, C. (2005). Positive psychology progress: Empirical validation of interventions. *American Psychologist, 60*, 410–421.

70. Sin, N. L., & Lyubomirsky, S. (2009). Enhancing well-being and alleviating depressive symptoms with positive psychology interventions: A practice-friendly meta-analysis. *Journal of Clinical Psychology, 65*, 467–487.

71. Snyder, C. R., Lopez, S. J., & Pedrotti, J. T. (2011). *Positive psychology: The scientific and practical explorations of human strengths* (2nd ed.). Los Angeles: Sage.

72. Wood, A. M., Froh, J. J., & Geraghty, A. W. (2010). Gratitude and well-being: A review and theoretical integration. *Clinical Psychology Review, 30*, 890–905.

73. Cheavens, J. S., Strunk, D. R., Lazarus, S. A., & Goldstein, L. A. (2012). The compensation and capitalization models: A test of two approaches to individualizing the treatment of depression. *Behaviour Research and Therapy, 50*, 699–706.

74. Vilhauer, J. S., Young, S., Kealoha, C., Borrmann, J., IsHak, W. W., Rapaport, M. H., et al. (2012).Treating major depression by creating positive expectations for the future: A pilot study for the effectiveness of future-directed therapy (FDT) on symptom severity and quality of life. *CNS Neurosciences and Therapeutics, 18*, 102–109.

75. Hays, P. A. (2012). *Connecting across cultures: The helper's toolkit*. Thousand Oaks, CA: Sage.

76. Naeem, F., & Kingdon, D. G. (Eds.). (2012). *Cognitve behaviour therapy in non-western cultures*. Hauppage, NY: Nova Science.

77. De Coteau, T., Anderson, J., & Hope, D. (2006). Adapting manualized treatments: Treating anxiety disorders among Native Americans. *Cognitive and Behavioral Practice, 13*, 304–309.

78. Grey, N., & Young, K. (2008). Cognitive behaviour therapy with refugees and asylum seekers experiencing traumatic stress symptoms. *Behavioural and Cognitive Psychotherapy, 36*, 3–19.

79. Bennett-Levy,J., Wilson, S., Nelson, J., Stirling, J., Ryan, K., Rotumah, D., et al. (2014). Can CBT be effective for Aboriginal Australians? Perspectives of Aboriginal practitioners trained in CBT. *Australian Psychologist, 49*, 1–7.

80. Naeem, F., Waheed, W., Gobbi, M., Ayub, M., & Kingdon, D. (2011). Preliminary evaluation of culturally sensitive CBT for depression in Pakistan: Findings from Developing Culturally-sensitive CBT Project (DCCP). *Behavioural and Cognitive Psychotherapy, 39*, 165–173.

81. Rathod, S., Phiri, P., Harris, S., Underwood, C., Thagadur, M., Padmanabi, U., et al. (2013). Cognitive behaviour therapy for psychosis can be adapted for minority ethnic groups: A randomized controlled trial. *Schizophrenia Research, 143*, 319–326.

82. Alatiq, Y. (2014). Transdiagnostic cognitive behavioural therapy (CBT): Case reports from Saudi Arabia. *The Cognitive Behaviour Therapist, 7*, e2.

83. Hays, P. (2009). Integrating evidence-based practice, cognitive-behavior therapy, and multicultural therapy: Ten steps for culturally competent practice.

Professional Psychology: Research and Practice, 40, 254–360.

84. Hays, P. A., & Iwamasa, G. Y. (Eds.). (2006). *Culturally responsive cognitive-behavioral therapy: Assessment, practice, and supervision*. Washington, DC: American Psychological Association.

85. Bennett-Levy,J. (2003). Mechanisms of change in cognitive therapy: The case of automatic thought records and behavioural experiments. *Behavioural and Cognitive Psychotherapy, 31*, 261–277.

86. McManus, F., Van Doorn, K., & Yiend, J. (2012). Examining the effects of thought records and behavioral experiments in instigating belief change. *Journal of Behavior Therapy and Experimental Psychiatry, 43*, 540–547.

87. Padesky, C. A. (2005, May). *Constructing a new self: A cognitive therapy approach to personality disorders*. Workshop presented at the Institute of Education, London.

88. Korrelboom, K., van der Weele, K., Gjaltema, M., & Hoogstraten, C. (2009). Competitive memory training for treating low self-esteem:A pilot study in a routine clinical setting. *The Behavior Therapist, 32*, 3–8.

89. Bennett-Levy,J., Butler, G., Fennell, M., Hackmann, A., Mueller, M., & Westbrook, D. (Eds.). (2004). *The Oxford guide to behavioural experiments in cognitive therapy*. Oxford, UK: Oxford University Press.

90. James, I. A., Goodman, M., & Reichelt, F. K. (2014). What clinicians can learn from schema change in sport. *The Cognitive Behaviour Therapist, 6*, e14.

91. James, I. A. (2001). Schema therapy: The next generation, but should it carry a health warning? *Behavioural and Cognitive Psychotherapy, 29*, 401–407.

92. Fennell, M. (2004). Depression, low self-esteemand mindfulness. *Behaviour Research and Therapy, 42*, 1053–1067.

93. Safran, J. D., & Muran, J. C. (2000). *Negotiating the therapeutic alliance: A relational treatment guide*. New York: Guilford Press.

94. Gilbert, P., & Leahy, R. (Eds.). (2007). *The therapeutic relationship in the cognitive behavioural therapies*. London: Routledge.

95. Freeston, M., Thwaites, R., & Bennett-Levy,J. (in preparation). *Horses for courses: Designing,adapting and implementing self-practice/self-reflection programmes*.

96. Bennett-Levy, J., & Beedie, A. (2007). The ups and downs of cognitive therapy training: What happens to trainees' perception of their competence during a cognitive therapy training course? *Behavioural and Cognitive Psychotherapy, 35*, 61–75.

97. Beck, J. S. (2005). *Cognitive therapy for challenging problems*. New York: Guilford Press.

98. Bennett-Levy, J., & Padesky, C. A. (2014). Use it or lose it: Post-workshop reflection enhances learning and utilization of CBT skills. *Cognitive and Behavioral Practice, 21*, 12–19.

99. Barnard, P. J. (2004). Bridging between basic theory and clinical practice. *Behaviour Research and Therapy, 42*, 977–1000.

100. Barnard, P. J. (2009). Depression and attention to two kinds of meaning: A cognitive perspective. *Psychoanalytic Psychotherapy, 23*, 248–262.

101. McCraty, R., & Rees, R. A. (2009). The central role of the heart in generating and sustaining positive emotions. In S. Lopez & C. R. Snyder (Eds.), *Oxford handbook of positive psychology* (pp. 527–536). New York: Oxford University Press.

102. Michalak, J., Mischnat, J., & Teismann, T. (in press). Sitting posture makes a difference— Embodiment effects on depressive memory bias. *Clinical Psychology and Psychotherapy*.

103. Niedenthal, P. M. (2007). Embodying emotion. *Science, 316*, 1002–1005.

104. Nummenmaa, L., Glerean, E., Hari, R., & Hietanen, J. K. (2014). Bodily maps of emotions. *Proceedings of the National Academy of Sciences, 111*, 646–651.

自我实践／自我反思（SP/SR[*]）参与者的反馈

"在实施 SP/SR 之前，我对认知行为治疗只有理论层面的理解，现在我真实地体验到它了！我是有着多年治疗经验的治疗师，但在实践 SP/SR 之后，我对认知行为治疗的理解与职业生涯中以往的任何时候都大不相同。现在，我从不同的视角看待认知行为治疗，并怀着同理心来实践它。通过这段经历，我坚信，每一位受训者和有经验的治疗师都需要实践 SP/SR。在完成如设定目标或填写问卷这种看似简单的任务时，我由衷地欣赏自己所付出的坦诚与努力。"

——SP/SR *参与者，爱尔兰*

"我发现 SP/SR 非常有用，这是我第一次完成一门必须'动手'训练的培训课程。这是一个巨大的改变，可以让我深入洞察自己，并花时间去思考我是如何以及为什么会有这样的感觉。这个训练也巩固了我正在阅读和学习的认知行为治疗理论，并有机会去感同身受来访者治疗时的体验。和最初从事认知行为治疗时相比，我会更有热情将该模型引入治疗中，也会更积极主动地向来访者介绍家庭作业的重要性。"

——SP/SR *参与者，澳大利亚*

"SP/SR 是……非常有用的——对自我进行认知行为干预很有挑战性，可以增加对来访者及与之工作的理解和共情，提高对个人信念和相关行为以及这些行为如何影响自己生活的洞察，并提供了挑战和付诸改变的

---

[*] SP/SR 英文全称是 Self-Practice/Self-Reflection，中文即自我实践／自我反思。——译者注

可能性。"

——SP/SR 参与者，新西兰

"SP/SR 是一个非常强大的工具！它帮助我摆脱了多年来一直认为自己能力不足的想法，我一直相信这就是事实。我正在实践 SP/SR，我从来没有想到它会如此影响我，无论是专业方面还是个人方面。"

——SP/SR 参与者，爱尔兰

"我学到了什么？……我一直以为我熟知认知行为治疗，但现在回头看，我可以说自己只知道冰山一角。这个主题对认知行为治疗进行了精彩的介绍……它不仅对我的临床治疗有用，也对我的个人生活有益。我已学会识别自己的优势和不足，并认识和接纳自己以及未来生活的方向。"

——SP/SR 参与者，澳大利亚

"即使是现在再回顾整个过程，我也仍然会有顿悟体验。我决定直面真实的自己，隐藏脆弱并不能让我走得更远，无论是对家庭还是对事业，我清楚地认识到这一点。比如我不想在工作中取得进步，所以我从来不会去尝试，或者轻描淡写自己对家庭的渴望……我现在可以笑出来了。但我的顿悟时刻有时是在情绪层面的，不是因为工作，而是认识到它如何引领我回溯到过去的个人生活中。"

——SP/SR 参与者，英国

"我发现 SP/SR 课程确实非常有用。我一开始（你可能记得）对此非常怀疑，想知道它是否适合专业课程。我的保守不是质疑这种'发现'或自我认识对临床医生和个体的价值，而是质疑它该如何整合到专业课程中……正如对获得认知行为治疗的专业见解，SP/SR 是必不可少的，我也同样必须亲身体验 SP/SR，才能知道它的价值。"

——SP/SR 参与者，澳大利亚

"不得不说，在实践 SP/SR 时，我从来访者的角度，对他们努力探索的过程，有了更多体验和洞察，这也帮助我在很多细节上产生改变，比如与来访者互动的方式，如何解释，如何共情。"

——SP/SR 参与者，英国

"自我实践和自我反思是这门课程的关键。如果没有它们，就不可能真正理解如何有意义地、批判地应用这些方法。对我个人而言，这是一个自我认识的契机，我发现了自己在处理问题方面令人惊奇的部分，并真正检验了认知行为的干预策略。"

——SP/SR 参与者，澳大利亚

"我一直从事认知行为治疗的相关工作，这对我来说很有意义，我很想继续在该领域工作，然而 SP/SR 的实践，让我感受到我对这部分的理解还很肤浅。SP/SR……大大提高了我理解来访者实践这些技术时的感受（特别是那些对认知行为治疗一无所知的来访者），以及这些技术是如何起效的，而不仅仅是它们'为什么'是有效的。"

——SP/SR 参与者，澳大利亚

"无论是从个人角度还是职业角度来看，我认为这都是非常有价值的。如果对自己没有很好的自我觉察和认识，如何给来访者进行心理治疗？如果自己不准备亲身实践这些技术，如何能够理解到他人的体验，或者他们可能的阻抗和困境？"

——SP/SR 参与者，澳大利亚

作 者 简 介

James Bennett-Levy，**博士**　澳大利亚悉尼大学乡村健康中心心理健康专业教授。自2001年首次发表自我实践 / 自我反思（SP/SR）的论文以来，他开创了自我体验式的认知行为治疗培训，出版了25篇与认知行为治疗培训相关的论著，为治疗师培训做出了卓越贡献。特别值得一提的是，他在2006年提出的陈述—过程—反思式治疗师技能发展模式被广泛应用并引用。另外，Bennett-Levy 博士与他人合著了3部认知行为治疗实践的著作，其中包括最近出版的《牛津认知治疗意象指南》（*Oxford Guide to Imagery in Cognitive Therapy*）。

Richard Thwaites，**心理学博士**　顾问临床心理学家，认知行为治疗师，英国国家健康服务心理治疗服务中心临床主任。除了从事心理治疗之外，他还提供认知行为治疗的管理、临床督导、培训和咨询，包括 SP/SR 项目实践。他最近的研究兴趣包括治疗关系在认知行为治疗中的地位，以及在发展技能方面反思练习的应用。

Beverly Haarhoff，**博士**　临床心理学家，新西兰奥克兰梅西大学心理学院高级讲师，建立了南半球第一个认知行为治疗的硕士学位课程。近14年来，她一直从事认知行为治疗和临床心理学的培训和督导项目。她的研究集中在将 SP/SR 作为一种机制，支持和提升认知行为治疗师的治疗技能。Beverly Haarhoff 博士开设了私人治疗机构，并定期举办认知行为治疗相关的培训和研讨会。

Helen Perry，硕士　悉尼大学兼职高级讲师，私人诊所临床心理学家。她在梅西大学创建认知行为治疗课程的过程中发挥了关键作用，也致力于认知行为治疗的培训和督导。她曾担任过一项在线认知行为治疗培训项目的项目经理，并在该领域与其他学者共同发表了2篇论文。Perry一生都致力于临床心理治疗，她尤其感兴趣于复杂/共病性抑郁和焦虑，创伤和应激相关障碍。